谨以此书献给

我辛勤耕耘、深情依恋的这片热土

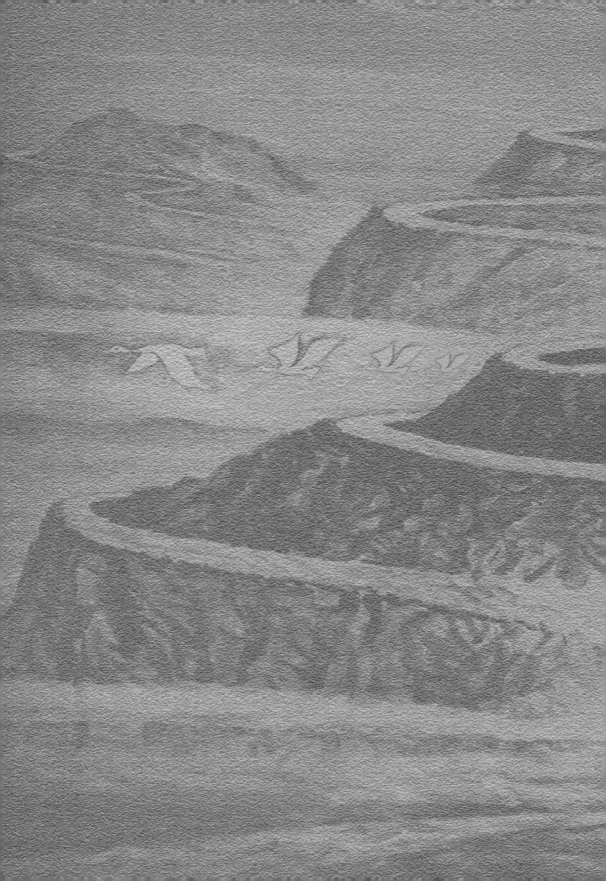

县域医共体协同治理

对医疗服务效果的影响研究

——以宁夏彭阳为例

XIANYU YIGONGTI XIETONG ZHILI

DUI YILIAO FUWU XIAOGUO DE YINGXIANG YANJIU

——YI NINGXIA PENGYANG WEILI

史金龙 著

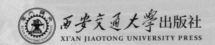

西安交通大学出版社
XI'AN JIAOTONG UNIVERSITY PRESS

图书在版编目（CIP）数据

县域医共体协同治理对医疗服务效果的影响研究 ：
以宁夏彭阳为例 / 史金龙著. -- 西安 ：西安交通大学
出版社，2025.1. -- ISBN 978-7-5693-1348-2

Ⅰ. R199.2

中国国家版本馆 CIP 数据核字第 20246VG371 号

书　　名	县域医共体协同治理对医疗服务效果的影响研究——以宁夏彭阳为例
著　　者	史金龙
责任编辑	李　晶　赵文娟
责任校对	郭泉泉
封面设计	伍　胜
出版发行	西安交通大学出版社
	（西安市兴庆南路 1 号　邮政编码 710048）
网　　址	http://www.xjtupress.com
电　　话	（029）82668357　82667874（市场营销中心）
	（029）82668315（总编办）
传　　真	（029）82668280
印　　刷	陕西印科印务有限公司
开　　本	720mm×1000mm　1/16　　印张　18　　字数　221 千字
版次印次	2025 年 1 月第 1 版　　2025 年 1 月第 1 次印刷
书　　号	ISBN 978-7-5693-1348-2
定　　价	168.00 元

如发现印装质量问题，请与本社市场营销中心联系。
订购热线：（029）82665248　（029）82667874
投稿热线：（029）82668805

　　史金龙博士的著作《县域医共体协同治理对医疗服务效果的影响研究——以宁夏彭阳为例》出版在即，令我十分欣慰。这是一位兼具青年学者和实践家双重品格的管理干部，他从中国式现代化发展需要出发，选择了极具挑战性的博士论文议题，历经八年艰辛探索，完成了一项理论与实践相结合的实证研究，为县域医共体的研究者和政策制定者，提供了一部掷地有声的学术著作。我借作序的机会谈谈我对作者的了解，说说这本著作背后的故事，因为这些故事闪烁着青年学者成长过程中的某些特点，可供读者参详。

　　金龙是我的在职博士生，2014 年秋入学，成为西安交通大学社会发展与管理交叉学科博士点的学生。入学前，他是中国宋庆龄基金会的一位处长，从北京到西安交大主持一个关于大学生综合素质能力提升的项目，我当时担任人文学院院长，接待来访的史金龙处长。我是社会学者，无论何时何地，始终保持着对社会的好奇心。谈话间，我发现这位年轻的处长有着广阔的社会知识、极强的问题意识、敏锐的观察分析能力，而他在计算机和行政管理两个不同专业的本、硕学习背景和在医院、高校、基金会的工作经历，使得他获得了开展相关学术研究的难得资质，是我领衔的交叉学科博士点的合格学生人选。他于 2014

年如愿考入该博士点,开始了十年之久的博士学位的学研历程,头两年完成相关课程学习后,随即投入大量精力于博士论文研究之中。

与我在国内外指导过的"学院派"博士生不同,金龙的博士论文研究不是理论导向的,即我总结的"想问题、究理论、重证明"的研究取向,而是从基层工作实践中选择与国计民生息息相关的实际问题作为博士论文选题,边干边探索,所以他的研究方式是"问题导向、实践引领、持续探索"性质的。当时,他到宁夏回族自治区彭阳县挂职副县长,负责全县的医疗卫生管理工作,遇到的真实问题是经济相对落后、交通十分不便、医疗卫生服务体系总体薄弱的西部山区,怎样解决远离县医院的山区人民大众的"就医难、买药贵、保健弱"的问题。他提出的办法是建立"互联网 + 医疗健康"的县域医疗服务体系,通过互联网建立县、乡、村医疗资源一体化和医疗保障 – 健康管理 – 健康教育一体化的互联网医疗服务综合平台,创建了县域医疗卫生改革的"彭阳模式",得到中共第十九届中央政治局委员、国务院原副总理孙春兰同志的充分肯定和《人民日报》的专题报道,彭阳县随即被确定为县域医共体建设试点县。金龙的博士论文,也就是本书的雏形,是彭阳县医共体实践案例的理论总结和提炼,是基于实践过程和结果的真实反映。

如何实现这一真实反映?这是金龙在博士论文研究和写作过程中面临的难点。实际工作是全方位的,相关要素缺一不可;而博士论文呢?却像是鲁迅先生赋予杂文的要领,"攻其一点,不及其余"。也就是说,在相关研究领域的知识海洋里,研究者需要做出一个核心性知识贡献,或是理论框架,或是因果机制,或是研究方法,或是分析模型,或是实证发现,只要抓住其中一点,就获得了研究创新,满足了学位论文通过专业专家审查的必要条件。如何从全方位的实际工作创新,即"彭阳模式",走向某一方面的学理性研究创新呢?紧张工作日程中的金龙,开始了他的长期探索,多轮文献阅读、深度个案访谈、多次问卷调查、反复数据分析……论文从起草到完稿,不知投入了多少精力。探索过程中,金龙三次组织调动,前后任宁夏大学副校长、宁夏医科大学副校长、宁夏地质局副局长,他都在熟悉和适应新的工作岗位的同时,挤出时间开展相关研究、完成论文写作。

金龙的理论分析聚焦点是"县域医共体协同治理的医疗服务效果",创新性地提出了"过程协同"和"工具协同"两个视角及其分析框架,对我而言,这是"彭阳模式"对于县域医共体研究的学术价值。读者可以自己理解"双协同"分析框架的内涵,体味它的理论和实践意义。这里,我能与读者分享的是,金龙的博士学位合作导师王立剑教授,是指导金龙获得上述理论飞跃的现实力量。立剑是西安交大公共管理学院负责研究生工作的副院长,是全国社会治理问题的知名学者和专家,自 2020 年初新冠疫情暴发以后,在我不得不滞留美国的几年中,立剑教授作为合作导师,直接指导金龙的博士论文研究和写作,才有了今天我们都能感受到的令人欣慰的进展和结果。

在结束这篇序言之前,我必须指出,史金龙博士的县域医共体研究具有很强的前瞻性。党的二十届三中全会做出了"推进紧密型医联体建设,强化基层医疗卫生服务"的重大部署。2023 年 12 月,国家卫生健康委等 10 个部门联合印发《关于全面推进紧密型县域医疗卫生共同体建设的指导意见》,要求到 2024 年 6 月底前,以省为单位全面推开紧密型县域医共体建设;到 2025 年底,紧密型县域医共体建设取得明显进展;到 2027 年底,紧密型县域医共体基本实现全覆盖。可以说,2024 年开启了全面推进县域医共体建设的新纪元,史金龙博士的这本专著正当其时、正在其势,体现着与时俱进的现实价值。

摆在读者眼前的这部实证研究著作,浸透着史金龙博士的家国情怀、选题眼光、实践知识、理论提升、辛勤汗水和不懈努力，也处处留下了王立剑教授的指导智慧和痕迹。我既是史金龙博士的学业导师，又是他研究过程的多方面获益者。

是为序。

2024 年 11 月

边燕杰，著名社会学家、西安交通大学文科资深教授、实证社会科学研究所所长、国家社科基金重大和重点项目首席专家。发表中英文学术著作 20 余部、论文 200 余篇，英文被引 1.7 万次，中文被引 1.2 万次，Elsevier 2014－2023 历年全球高被引学者。2017 年获《社会学研究》创刊三十周年"杰出作者奖"，2020 年获得中国管理研究国际学会（IACMR）"杰出学术贡献奖"，2023 年进入"世界最有影响学者"榜单。

推进县域医共体建设是贯彻落实健康中国战略,促进我国医疗卫生事业高质量发展的重要举措。通过加强不同层级医疗机构间的协同治理,提升医疗服务效果是医共体建设的重要目标。已有研究充分讨论了县域医共体的核心内涵、制度优势,但关于县域医共体协同治理影响医疗服务效果的实证研究还不足。宁夏回族自治区彭阳县自2017年起通过"互联网＋医疗健康"构建了县域医疗服务体系改革的"彭阳模式",得到第十九届中共中央政治局委员、国务院原副总理孙春兰同志的充分肯定,以及《人民日报》的专题报道,彭阳县于2019年被确定为县域医共体建设试点县。笔者长期从事医疗卫生服务领域的研究,2016年12月至2019年2月,笔者在彭阳县担任副县长,主管医疗卫生工作,是"彭阳模式"的实践者和亲历者,积累了丰富的关于县域医共体建设的实践经验和研究资料。本书基于彭阳县医共体的实践案例,评价县域医共体的医疗服务效果,验证和分析县域医共体协同治理对医疗服务效果的影响,对有效促进紧密型县域医共体高质量建设、提升县域医共体医疗服务效果具有重要的理论和实践价值。

按照"问题提出—理论分析—实证研究—对策建议"的整体思路,本书内容分为八章。第一章,绪论。介绍县域医共体建设的背景,分析县域医共体协同治理的内涵,阐述县域医共体协同治理的意义,梳理县域医共体协同治理的理论基础,总结县域医共体协同治理的研究进展。第二章,分析我国县域医疗卫生体系的发展历程与彭阳县医共体建设实践。首先梳理我国县域医疗卫生服务体系的发展历程,总结其发展规律,然后分析彭阳县健康治理的历史传统和现实基础,最后介绍彭阳县县域医共体协同治理的实践样态,总结其关键成效。第三章,理论分析框架构建。基于 SFIC 模型和医疗服务效果评价的相关理论,明确县域医共体协同治理机制,设计县域医共体医疗服务效果评价的指标体系,最后构建县域医共体协同治理影响医疗服务效果的理论分析框架,说明实证研究思路与策略。第四章,县域医共体医疗服务效果评价。首先从宏观层面基于统计数据对医共体建设前后的相关服务指标变化情况进行分析,然后从个体感知的微观角度对医疗服务效果进行评价,运用扎根理论构建县域医共体医疗服务效果评价指标体系,并以此开发量表,设计调查问卷,利用问卷调查法收集调查数据,利用因子分析、描述性统计等方法评估县域医共体医疗服务效果。第五章和第六章,分别验证过程协同和工具协同对县域医共体医疗服务效果的影响。第七章,依据实证研究结论与主要发现,结合当前国家政策的最新要求,提出提升县域医共体医疗服务效果的对策建议。第八章,经验总结与研究展望。对研究结论进行总结,概括彭阳县县域医共体协同治理的经验,基于"健康画像"等健康治理前沿技术与模式提出未来研究展望。

通过实证研究,本书主要获得如下三方面研究结论:第一,识别出样本地区宏观医疗服务指标发展态势良好但微观医疗服务效果整体水平不高、可及性相对偏低的矛盾。研究以可及性理论、SERVQUAL 评价模型等理论为指导,采用扎根理论的方法对访谈资料进行分析,构建了包括有效性、安全性、可及性和经济性四个维度的医疗服务效果评价指标。基于 $0-1$ 的测量尺度,宏观县域医共体服务指标的综合评价值从 2017 年的 0. 339 上升到 2022 年的 0. 683,发展态势良好;但对城乡居民的问卷调查数据进行分析发现,按照 1 ~ 5 的等级评价量表,县域医共体医疗服务的有效性、安全性、可及性和经济性的评分分别为 3. 56、3. 13、2. 41、3. 52,表明当前县域医共体医疗服务效果整体水平不高,可及性水平相对偏低。第二,研究发现县域医共体过程协同和工具协同能够显著提升医疗服务的有效性、安全性、可及性和经济性。不同层级的医疗机构通过资源共享、人才交流、双向转诊、家庭医生签约服务提升了县域医疗服务资源配置的均衡性和医疗服务协同合作水平,构建了为居民提供健康保障的新模式。信息化平台建设和互联网医疗充分发挥了现代信息技术对医共体资源整合的驱动作用,从而提升了服务效率和效果。第三,县域医共体协同治理对城镇地区医疗服务效果的提升作用显著优于乡村地区。破解城乡医疗服务发展不平衡问题是医共体建设的重要目标,已有研究较少关注县域医共体发展成效的城乡差异。研究利用组间系数差异检验方法分析了医共体过程协同、工具协同对医疗服务效果影响的城乡差异,发现组间回归系数差异显著,城镇样本的回归系数显著大于乡村样本。该结论表明当前乡村地区医疗资源配置和医疗服务水平提升仍然是医共体建设的薄弱环节。

本研究主要有以下几方面创新:第一,基于协同治理 SFIC 模型,构建了县域医共体过程协同和工具协同影响医疗服务的理论分析框架,明确了县域医共体协同治理的具体机制。第二,设计了县域医共体医疗服务效果评价的指标体系,从宏观和微观层面评价了样本地区县域医共体医疗服务效果。第三,实证检验了过程协同与工具协同对县域医共体医疗服务效果的显著影响,医共体协同治理能够显著提升医疗服务的有效性、安全性、可及性和经济性。

2023 年 12 月,国家卫生健康委员会等 10 部门联合发布了《关于全面推进紧密型县域医疗卫生共同体建设的指导意见》,党的二十届三中全会明确提出要推进紧密型医联体建设,强化基层医疗卫生服务,县域医共体建设前景光明、任务艰巨。本书是笔者多年研究和实践经验的结晶,希望能够为学界开展县域医共体的相关研究和实践部门完善相关政策提供一定的参考。同时,本书只是一个开端,县域医共体事关健康中国战略与人民健康福祉,笔者将在此领域继续探索,努力深耕,期待有更多机会与学界和实践部门的同仁开展合作交流。书中难免有疏漏和不足之处,敬请批评指正。

史金龙

2024 年 10 月

目 录

CONTENTS

县域医共体协同治理

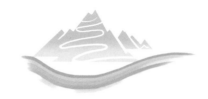

绪　论

第一节　县域医共体建设的背景与研究问题

一、县域医共体建设的背景

（一）完善医疗卫生服务体系是贯彻落实健康中国战略的必然要求

人民健康是国家发展的基础性、战略性推动力。中华人民共和国成立以来，党和国家一直致力于提升人民健康水平和完善国家医疗卫生服务体系。2008年，国家首次提出"健康中国"的概念和目标，党的十九大报告明确提出要实施健康中国战略，指出"人民健康是民族昌盛和国家富强的重要标志。要完善国民健康政策，为人民群众提供全方位全周期健康服务"。党的二十大报告再次强调："把保障人民健康放在优先发展的战略位置，完善人民健康促进政策。"健康中国战略的提出和实施体现了党和国家以人民为中心的发展思想,不断提升民生福祉和人民生活水平的发展取向,全面推进健康中国战略关系中国式现代化建设全局和共同富裕目标的实现。

医疗卫生服务是个体应对疾病风险、提升个体健康水平的重要基础,医疗卫生服务体系建设和医疗卫生服务水平提高是世界范围内推动国家发展和社会进步的重要举措,人类发展的文明史也是一部医疗卫生技术和服务的进步史。不断推动和完善医疗卫生服务体系成为现代化国家的重要职能。中华人民共和国成立以来,在党的领导和以人民为中心的思想指导下,我国的医疗卫生服务体系建设取得举世瞩目的成就,人民的健康水平和健康素养得到显著提高,但仍存在优质医疗资源总量不足、区域配置不均衡、医疗卫生机构设施设备现代化及信息化水平不高、基层服务能力有待进一步加强等现实问题。因此,《"健康中国2030"规划纲要》提出"到2050年,建成与社会主义现代化国家相适应的健康国家"远景战略目标,要"全面建成体系完整、分工明确、功能互补、密切协作、运行高效的整合型医疗卫生服务体系"。

(二)建设县域医共体是完善医疗卫生服务体系的重要内容

县域治理是推进我国治理体系与治理能力现代化的基础与关键,对于促进社会经济发展和维护社会稳定和谐具有重要的理论和实践意义[1]。县域医疗卫生服务体系建设是我国医疗卫生服务发展的重要环节。长期以来,"看病难、看病贵"是影响人民群众生活获得感、幸福感和安全感的重要社会问题,其根源是医疗卫生服务体系不完善,包括基层医疗服务能力薄弱、城乡医疗卫生服务资源配置不平衡、不同医疗卫生机构之间缺乏合作协同等。有研究指出，从执业医师数量的配比上看，每千人口执业（助理）医师数量农村不及城市的50%；从东、中、西部的乡村数据来看，乡村地区的医疗资源配置呈现出由东部地区向西部地区依次递减的特点[2]。农村地区医疗服务的可及性明显弱于城镇地区。同时，农村基层医疗卫生服务机构面临机构收入低、人员易流失等发展困境[3]。

通过医疗卫生体制改革有效整合医疗服务资源，提升基层医疗卫生服务能力一直是我国卫生事业发展的重要举措，其目标是解决群众"看病难、看病贵"问题。21世纪以来，我国医疗卫生服务体系改革的重点是推进分级诊疗制度建设、医联体和县域医共体建设。2009年，中共中央、国务院发布的《关于深化医药卫生体制改革的意见》和国务院发布的《医药卫生体制改革近期重点实施方案（2009—2011年）》提出要探索和实施分级诊疗制度。医共体的发展理念和雏形开始出现，但尚未出台与县域医共体直接相关的政策文件。2011年，上海最早探索出整合型的医疗服务模式——"瑞金－卢湾"医疗联合体。2013年，我国开始在全国范围内探索城市地区医疗联合体。2016年医共体的概念在国家卫生和计划生育委员会发布的《关于开展医疗联合体建设试点工作的指导意见》中正式出现，2019年国家正式开始县域医共体建设试点，2023年县域医共体开始进入全面推进阶段。一系列国家政策的出台和实施，表明县域医共体建设的重要作用和在国家医疗卫生服务体系建设中的重要地位，未来一段时期内，县域医共体体系完善和医疗服务效果提升将成为我国医疗卫生服务体系改革的重要任务。表1-1列出部分与县域医共体相关的国家文件及其内容。

表1-1 与县域医共体相关的国家文件及其内容

发布时间	发布部门	文件名称	相关内容
2015.09	国务院	《关于推进分级诊疗制度建设的指导意见》	完善分级诊疗服务体系
2016.10	中共中央、国务院	《"健康中国2030"规划纲要》	完善家庭医生签约服务和分级诊疗制度
2016.12	国家卫生和计划生育委员会	《关于开展医疗联合体建设试点工作的指导意见》	重点探索以"县医院为龙头,乡镇卫生院为枢纽,村卫生室为基础"的县乡一体化管理
2017.04	国务院办公厅	《国务院办公厅关于推进医疗联合体建设和发展的指导意见》	建设医疗联合体,在县域组建医疗共同体
2019.05	国家卫生和健康委员会、国家中医药管理局	《关于推进紧密型县域医疗卫生共同体建设的通知》《关于开展紧密型县域医疗卫生共同体建设试点的指导方案》	开展紧密型县域医共体建设试点;明确紧密型县域医共体建设的工作内容
2023.12	国家卫生和健康委员会、中央编办等10部门	《关于全面推进紧密型县域医疗卫生共同体建设的指导意见》	全面推进县域医共体建设
2024.03	国务院	《国务院2024年政府工作报告》	推进分级诊疗,加强县乡村医疗服务协同联动

（三）县域医共体探索与实践赋予了县域医疗服务体系改革的强大动力

党的二十大报告指出："人民健康是民族昌盛和国家强盛的重要标志。""深化以公益性为导向的公立医院改革，规范民营医院发展。发展壮大医疗卫生队伍，把工作重点放在农村和社区。"长期以来，受我国基层医疗卫生体制、县域经济社会发展水平和县域地理、人口等因素的现实约束，医疗服务体系和发展水平存在明显短板：一是基层医疗机构服务能力薄弱。虽然基层医疗机构已在社区或农村基本形成全覆盖，但利用率不高，未发挥出基层医疗机构可及性强的优势。基层医疗机构与县级医院之间在服务内容丰富度、服务质量方面存在较大差距，呈现出医疗资源分布不均的局面[4-5]。二是分级诊疗制度提高基层医疗服务水平的作用有限。当前县域医疗机构利用现状是县级医院医疗资源紧缺，而乡镇医疗机构资源闲置，分级诊疗制度目的在于优化医疗服务资源配置效率，提高整体医疗服务能力和水平[6]，但受制于体制机制不健全的条件约束，分级诊疗制度的实施效果并不理想[7]。三是基层医疗机构与县级医院互动关系复杂，基层医疗机构发展受限。患者就医过程中，县级医院和市级医院存在较强的"虹吸能力"，基层医疗机构的优秀医生也容易被逐渐"吸纳"，县级医院发展愈发壮大，导致县级医院与基层医疗机构之间的差距进一步扩大。

县域医共体破解了长期以来县域不同层级医疗机构发展目标不一致、资源配置方式不统一、交流合作机制不顺畅的难题，为解决这些影响县域医疗服务效果提升的现实问题提供了强大的体制机制动力。《关于全面推进紧密型县域医疗卫生共同体建设的指导意见》明确指出："县域医共体建设是提高县域医疗卫生资源配置和使用效率，促进医保、医疗、医药协同发展和治理，推动构建分级诊疗秩序的重要举措"。县域医共体由党委领导、政府主导，围绕"县级强、乡级活、村级稳、上下联、信息通"目标进行县、乡、村三级医疗服务机构的协同合作,鼓励和引导社会组织参与,注重现代科学技术应用与效率提升,实现不同层级医疗机构之间的资源共享与共同发展,切实有效解决群众"看病难、看病贵"的民生难题。

二、主要研究问题

县域医共体革新了传统的县域医疗服务体系的组织架构,通过实施统一法人治理的方式整合医疗服务资源,构建不同层级医疗服务机构协同参与的组织、服务共同体。协同治理是县域医共体的核心特征,其必然深刻影响医疗服务资源配置效率和居民医疗服务需求与利用行为。从宏观角度来看,自2019年国家推进县域医共体建设试点以来,县域医疗卫生服务体系建设取得了显著成效,主要表现为试点地区医疗服务回流县域、下沉基层效果初步显现。2020年,医共体牵头医院出院患者三、四级手术比例达到42%,比2019年提高约3.5个百分点。试点地区县域内住院人次占比78%,县域内就诊率为90%,分别比2019年提高了2.5个和6个百分点,与同期非试点县患者持续外流形成鲜明对比。① 学界也充分讨论了县域医共体的制度优势和发展成效[8-9]。

作为县域医共体最为直接的利益相关者,居民的获得感与服务评价是考量县域医共体发展成效的重要视角。以个体服务利用和效果感知为出发点的医疗服务效果是检验医疗服务发展水平的重要标准,不断提升医疗服务效果是县域医共体的重要目标。现有研究从宏观制度供给层面对县域医共体制度优势和发展成效的讨论具有重要的理论意义,但缺乏对微观层面医疗服务效果的关

---

① 国家卫生健康委:紧密型县域医共体建设试点取得积极进展和成效. 央视网新闻,https://news.sina.com.cn/c/2021-11-30/doc-ikyakumx1099066.shtml。

注,不利于把握居民对县域医疗卫生服务的现实需求和服务供需匹配情况。采用科学的理论和方法系统研究县域医共体协同治理对医疗服务效果的影响,既有利于弥补当前学术研究的不足,也有利于为完善县域医共体的相关政策提供决策支持。

基于此,笔者在协同治理 SFIC 模型、资源配置理论等基础理论的指导下,以宁夏回族自治区彭阳县医共体为研究案例,采用理论与实证相结合的方法研究县域医共体协同治理对医疗服务效果的影响,以期为推动县域医共体高质量发展和健康中国建设提供一定的理论借鉴和决策参考。具体研究问题包括以下几点。

(1)县域医共体协同治理与医疗服务效果的内在关联是什么?

(2)当前县域医共体的医疗服务效果如何?

(3)县域医共体协同治理能否显著提升医疗服务效果,以及影响机制是什么?

三、研究意义

(一)现实意义

县域医共体协同治理对医疗服务效果的影响研究的现实意义有以下两点。

一是有利于增强对县域医共体发展历程和实施现状的认知。县域医共体当前处于从建设试点向全面推进阶段,现有研究多基于案例分析总结医共体的试点经验,而较少有对医共体建设效果开展定量实证研究。本研究依托实地访谈和问卷调查等方式,于宁夏彭阳县进行了县域医共体协同治理和医疗服务效果的调研,收集了丰富的一手数据,有利于增强对当前县域医共体发展历程和实施现状的认知,为后续研究和政策优化提供科学依据。

二是有利于为推进县域医共体有效建设和分级诊疗的落实提供科学依据。本研究依托协同治理理论,认为县域医共体有效建设需要多主体协同推进,加强县、乡、村三级医疗服务机构的沟通协作是县域医共体医疗服务效果提升的必要途径,对县域医共体医疗服务效果的把握是县域医共体建设的重要基础。

(二)理论意义

县域医共体协同治理对医疗服务效果的影响研究的理论意义有以下两点。

一是有利于深化对县域医共体协同治理核心特征及其机制的理论认识。建设县域医共体对于推动县域医疗卫生服务体系改革意义重大,协同治理既是医共体建设的目标,也是实现医共体的关键机制。然而,如何实现不同主体间的协同参与,协调好不同层级医疗机构的利益关系是改革的重点和难点。本研究基于协同治理理论,深入剖析了彭阳县医共体的运作机制,即在顶层设计和政府引导下,通过资源共享、人才交流、双向转诊和家庭医生的过程协同和互联网医疗、信息平台建设的工具应用构建了县域医共体的协同治理机制,打造了利益共同体和服务共同体。研究对彭阳县医共体协同治理实践和机制的分析,解答了学界关于如何实现不同层级医疗机构基于县域医共体目标开展协同合作的困惑。彭阳县医共体模式和协同治理机制对于其他地区建设县域医共体,推动县域医共体全面建设和高质量发展具有重要的借鉴价值。

二是对协同治理理论在公共服务研究方面的应用提供经验借鉴。随着新公共管理运动的发展,"治理"成为理论界和实践工作领域的热词,协同治理理论成为推动民主政治发展和公共服务效能提升的重要理论指导。加强不同参与主体的协同合作是提高社会治理效率的关键途径之一,逐渐成为政府与社会主体的共识。政府、市场、社会与个体间的协同合作也是维护和增进民众福祉的关键手段。本研究以县域医共体建设中的协同治理机制为研究对象,以 SFIC 模型和医疗服务效果评价相关理论为基础,结合县域医共体发展的现实情境,构建了研究协同治理与县域医共体服务效果之间影响关系的理论框架,实证分析了县域医共体协同治理对医疗服务效果的影响,有利于为拓展协同治理理论在公共服务研究中的应用,深化对公共服务协同治理机制的研究提供借鉴思路。

第二节 县域医共体协同治理概念与内涵

一、关键概念

(一)医联体

从世界医疗卫生服务体系发展演进来看,医疗卫生服务体系一直处于探索、创新与发展的进程之中,表现出与医学技术共同进步、与个体医疗健康需求相符合、与国家治理体系相适应的特征。20 世纪 50—60 年代,为应对天花、疟疾等疾病的传播,一些国家开始改变医疗服务发展理念,探索将疾病治疗与预防相结合的医疗服务发展模式,出现了整合医院和基层医疗卫生机构的服务模式[10]。1966 年,世界卫生组织首次提出"医疗卫生服务的整合(integration of health services)"这一概念[11],这是医疗联合体(简称医联体)模式的最早探索与概念雏形。

中华人民共和国成立以来,党和国家持续致力于医疗卫生体制改革和体系建设,公立医院改革持续推进,基层医疗卫生服务体系不断健全,但医联体的模式创新相对较晚。2010 年,上海市卫生部门印发了《关于本市区域医疗联合体试点工作指导意见》的通知,提出了"通过医疗机构管理模式、医疗保险支付模式和市民就医模式的综合改革,探索构建以区域医疗联合体为基础的新型城市医疗服务体系",其目标是确保群众能够获得安全且易于获取的医疗保健服务。2015 年 9 月,国务院出台的《关于推进分级诊疗体系建设的指导意见》中提出"研究建立包括医联体在内的多种分工合作模式,并完善管理运营机制",医联体概念首次被正式纳入国家政策文件中。

2016 年国家卫生和计划生育委员会(以下简称国家卫计委)发布《关于开展医疗联合体建设试点工作的指导意见》,2017 年国务院办公厅发布《国务院办公厅关于推进医疗联合体建设和发展的指导意见》,在这两份国家文件的指导与推动下,医联体在全国范围内正式开始建设。通过对文件内容进行分析可以发现,医联体的核心特征是不同级别、不同类别的医疗机构参与医疗服务的协同治理,形成服务、责任、利益和管理共同体。根据国家文件和相关研究对医联体的表述,本研究将医联体界定为不同级别、不同类别的医疗机构,通过医疗资源整合和医疗服务协同供给所形成的医疗机构联合组织。

医联体的建立是为了提高医疗资源配置效率和提升基层医疗机构的医疗服务效果,从组织形式上看,医联体分为四种形式[12]。第一种和第二种分别是城市区域组成的医疗集团和县、乡、村组成的医疗共同体。二者最显著的区别是区域不同,前者于"城市县区"范畴,而后者于"县区乡镇农村"范畴;而二者又并非孤立的,县级医院是二者之间沟通的桥梁,县级医院与城市医疗集团组成医疗联合体,城市三甲医院带动县级医院发展,而县级医院在县域医联体内与乡镇卫生院、村卫生室密切协作沟通。第三种形式是专科联盟,集合某一专科精锐组成医联体,其建立目的与上述两种并不相同,是为开展专科领域内重难点攻关。第四种形式是为照顾偏远地区交通不便,难以与医联体资源共享,从而利用现代信息技术进行远程诊疗、培训的远程医疗协作网。其与前三种最大的不同是实体协作少，工作多在线上展开，本质仍然是资源共享。依据内部的管理模式，医联体也可以分为紧密型医联体和松散型医联体[13]。紧密型医联体即上级医疗机构直接在基层开设医疗机构，且多在县域范围内开设；松散型医联体即各医疗机构之间展开全方位合作，但组织架构和财务管理保持相互独立。

（二）县域医共体

"共同体"一词在社会科学研究领域中十分常见，人们所熟知的有文化共同体、经济共同体、民族共同体、区域共同体等，随着构建社会治理共同体目标的提出，逐渐成为社会科学研究中的热点词汇。所谓共同体，一般是指利益相关、彼此认同、联系紧密的社会成员（个体或组织）为了共同目标所形成的团体[14]，依据其构成要素和团体性质可以分为不同类型。从世界范围内医疗服务体系改革实践来看，医联体和县域医共体都属于整合医疗模式在中国的探索和发展。依据整合方式，整合医疗分为横向整合与纵向整合，前者是指水平方向上具有相似功能的医疗机构间通过协议等方式进行合作，后者是指垂直方向上功能不同的医疗机构通过资源协调与优化配置形成统一体。县域医共体从组织形式上来看属于纵向整合医疗模式。

县域医共体全称为县域医疗共同体，医疗共同体的概念在 2016 年国家卫计委发布的《关于开展医疗联合体建设试点工作的指导意见》中首次出现。通俗理解，县域医共体就是县级政府治理范围内，不同医疗卫生主体围绕医疗服务发展目标所形成的团体。依据 2017 年国务院办公厅印发的《国务院办公厅关于推进医疗联合体建设和发展的指导意见》（以下简称《意见》），县域医共体是医联体的组织模式之一，《意见》指出："在县域主要组建医疗共同体。重点探索以县级医院为龙头、乡镇卫生院为枢纽、村卫生室为基础的县乡一体化管理，与乡村一体化管理有效衔接。充分发挥县级医院的城乡纽带作用和县域龙头作用，形成县乡村三级医疗卫生机构分工协作机制，构建三级联动的县域医疗服务体系。"随后出台的关于县域医共体的国家文件均采用了这一基本观点。尽管没有对县域医共体进行明确的概念界定，但县域医共体的运行机制和发展目标已经十分明确。现有研究关于县域医共体的概念主要有这样几种观点：一是借鉴政府文件中的表述，将县域医共体界定为构建以县医院为龙头、乡镇卫生院为枢纽、村卫生室为基础的县乡一体化管理体系，并通过与乡村一体化有效衔接，充分发挥县医院的城乡纽带作用和龙头作用，形成县、乡、村医疗机构分工协作机制，构建三级联动的县域医疗服务体系；二是从目标视角将县域医共体界定为不同医疗机构、医务人员和相关部门之间的合作与协作，以提供综合、连续、高质量的医疗服务[15]；三是从管理模式视角将县域医共体界定为以"县人民医院为龙头、乡镇卫生院为枢纽、村卫生室为基础"的发展机制，以县医院为龙头，对乡镇卫生院和村卫生室行政管理、基本医疗服务、公共卫生服务等实行全方面管理和运营[16]。

借鉴共同体的学术概念和国家文件对县域医共体运行机制的描述，本研究将县域医共体界定为在县级党委领导和政府主导下，县、乡、村三级医疗服务机构协同参与所形成的管理一体化、资源共享化的医疗服务团体。县域医共体建设从理念、目标、管理和运行机制等各个方面突破了县域医疗卫生服务体系中存在的医疗服务资源碎片化、不同层级医疗服务机构目标冲突、城乡医疗服务能力不均衡、群众医疗服务可及性低等发展困境，通过协同机制，成为推动县域医疗卫生服务体系完善的关键动力，进一步有效提升了医疗服务效果。

（三）医疗服务效果

"效果"是指给定条件下行为目标达成的系统性或单一性结果。在商业领域,服务效果是指顾客感知到的服务提供方所提供的服务能够满足自身需求与期望的程度[17]。"服务"在本研究中指的是医共体所提供的各项服务,包括诊断服务、治疗服务、信息化服务、健康知识普及服务、医药销售服务、健康管理服务等。该服务并非完全以劳务形式提供,服务中包含着实物的使用,如医疗器械的使用、药物的使用等。服务的主体包括服务提供者和服务接收者,二者缺一不可,二者之间进行互动,服务才可达成。

国内学界目前尚未形成较为统一的关于医疗服务效果的概念,与之相近的概念是医疗服务质量。目前关于医疗服务效果评价的研究,涉及价格管制效果[18]、服务筹资效果[19]、医保政策效果[20]、医疗制度效果[21]等方面。赵修华通过分析新农合制度的实施效果,将多主体协同治理分为政府与农民、医疗机构与农民、政府与医疗机构三个方面,并探讨了多元主体参与对合作医疗的影响效果[22];在医疗服务效果的指标衡量方面,邓大松等将医疗服务效果分为医疗资源配置、医疗服务质量、医疗服务利用率、医疗服务效率和满意度五个方面[23];赵绍阳等将服务利用率、服务费用支出、服务价格弹性等指标作为医疗服务水平的衡量指标[24]。从结果层面来看,在公共服务领域,与服务效果相关的概念包括可及性、有效性、满意度等,其从不同角度或层面对服务产生的结果进行评价。可及性是指对象获取服务的可能程度,体现于医疗卫生资源跨域流动的空间协调性[25],服务对象如欲获取服务,应保障服务获取的便利性,即使服务所能带来的结果优秀,若可及性不能保障,服务效果也并不能得到保障。有效性是服务效果最直接的体现,有效性直接体现服务所产生的结果[26],例如,医疗服务的有效性体现在患者疾病是否得到了治愈。满意度是服务对象对服务效果的主观评价。例如,医疗服务可及性、安全性、有效性都较好,而患者治疗体验不佳,也并未达到优秀的服务效果。患者满意度也是关键指标之一。

结合医疗服务效果评价的相关研究和公共服务领域的有关研究,本研究将县域医共体医疗服务效果界定为医共体提供的医疗服务满足群众医疗服务需求的程度,包括个体主观感知的医疗服务可及性、安全性、有效性和经济性。

(四)县域医共体协同治理

"治理"概念的产生与发展与公共管理实践的演进、公共管理理论的发展密不可分。20 世纪 70—80 年代,英美等主要国家面对一系列国家发展和社会管理问题,探索将市场和社会力量引入到公共事务的发展中来,以应对国家管理危机,治理的概念由此产生[27]。治理,最初用来描述国家公共管理模式和政府职能转变背景下政府与市场、社会组织之间的合作关系,随着理念的不断深入和理论的不断完善,治理被引入到社会发展的各个领域。尽管很难对治理进行明确的概念界定,但基于不同学者的研究可以发现其具有三个根本特征:第一,在治理体系中不存在一个占据主导位置的中心组织,所有参与成员是平等的合作关系;第二,组织成员之间的合作网络发挥着重要作用;第三,参与成员主要通过协商和合作来实现共同利益或目标[28]。近年来,治理的概念在我国的政策文件和学术研讨中越来越频繁地出现,凡是涉及具体的制度安排和政策问题的讨论几乎都离不开对治理一词的使用。

学界认为,"协同"是人类社会发展和管理学实践中逐渐形成的一个理念,强调的是不同个体、组织或部门之间的合作与协调,以达到共同的目标或解决复杂问题。在复杂系统中,诸多元素共同组成的系统会在各元素间的相互作用下在趋于无序和趋于有序间循环。协同与复杂系统中元素间的相互作用以及系统在有序和无序间的循环过程紧密相关,协同作用是实现系统有序和自组织的关键机制。因而,"协同"强调的是各责任主体之间的相互作用,从无序状态在相互协作的作用下向有序状态发展[29]。C. Ansell 和 A. Gash 曾对协同治理做出界定,他们认为协同治理是公共部门直接引入非国家利益相关的组织参与公共政策的制定与实施的治理形式[30]，其特点为制定的是正式公共政策；引入非国家利益相关的组织；政府在决策过程中主导，其他参与主体也拥有决策权。

在公共事务发展领域，协同治理具有多重优势。第一，可集合多方主体优势与智慧，助力科学决策。单一主体对公共政策的制定和实施具有决策失误的风险，集合多方主体优势后，可平衡多方利益，制定和执行公共政策可使得多方主体满意，提高了政策执行的有效性。第二，加强了多主体的沟通协作。在协同治理的过程中，必须进行沟通协作，在沟通协作的过程中加深了各主体间的认识，消除了主体间的隔阂，为之后公共政策的有效实施奠定了基础。第三，多主体间相互监督，保障公共政策有效实施。政府无法全程参与到公共政策的实施过程中，无法对执行过程做到全面监督，需要政策执行主体自我监督与相互监督，保障公共政策的有效实施[31]。

基于协同治理的一般概念，结合县域医共体的核心特征和运行机制，本研究将县域医共体协同治理界定为在党委领导和政府主导下，县、乡、村三级医疗服务机构协同合作、相互联系，共享县域医疗服务资源为县域群众提供高质量医疗服务的过程。县域医共体协同治理是对不同层级医疗服务机构协同参与县域医共体发展和提供医疗服务过程的高度概括，因此本研究以"县域医共体协同治理"取代"县域医共体建设"作为研究主题。

对县域医共体协同治理的具体内容进行分析是理解其核心特征、评价其发展水平的前提和基础。结合对彭阳县医共体建设实践的分析，研究从过程视角和工具视角对医共体的协同治理内容进行剖析和概括。从过程视角来看，协同治理内容包括资源共享、人才交流、双向转诊和家庭医生签约服务（以下简称家医签约）；从工具视角来看，协同治理内容主要包括信息平台建设和互联网医疗。

二、县域医共体协同治理的内涵

在中国特色的国家治理体系和政治行政体制下,县域经济社会发展和治理体系占据着基础性的地位,县域是联结城乡的关键节点,其政治、经济、社会运行具有相对独立、完整的特点[32],"县域"成为国家治理体系现代化建设背景下社会科学研究的一种重要理论视角。在贯彻落实健康中国战略的背景下,县域医疗卫生服务体系建设与水平提升是实现基层医疗卫生服务体系现代化,推进城乡医疗卫生服务均衡发展的重要内容。中华人民共和国成立以来,我国基层医疗卫生服务体系围绕县级医院、乡镇卫生院与村卫生室之间的关系演变,经历了"农村预防保健网络—乡村一体化—医疗服务共同体"三个发展阶段[33],县域医共体的产生、探索与发展是新时代推进医疗卫生服务体系现代化建设的重要前进方向。

在县域医共体的制度探索之前,尽管我国县、乡、村三级医疗卫生服务体系基本建立,但不同层级、不同类别的医疗机构服务碎片化的问题仍然没有得到解决,主要表现为县医院、乡镇卫生院和村卫生室的运营机制不同,县医院由财政差额拨款予以支持,乡镇卫生院由政府承担全部运营费用,而村卫生室过去长期遵循市场化的运行方式,不同层级医疗服务机构的发展目标不同,机构之间的协同合作难以开展,加之县医院的医疗服务能力在县域医疗服务体系中占据绝对优势地位,因而以县医院为中心的县域医疗服务供给格局损害了医疗服务供给的公平性与连续性,基层医疗机构的医疗功能被削弱[34],由此产生了基层群众"看病难、看病贵"的问题。

县域医共体的核心在于革新县域内医疗服务的组织架构,通过实施统一法人治理、医疗机构整合等方式,重新塑造各医疗服务机构间的相互关系。在这个过程中,支持性功能如人力资源、财务管理等方面也将实现整合。其根本宗旨是打造一个稳固而有序的医疗服务体系,促使各个医疗机构形成真正的服务共同体,并通过强大的资源整合能力来解决服务碎片化的问题[35]。从世界范围内医疗服务体系的改革探索来看,县域医共体是整合型医疗卫生服务体系的重要模式。

> "医共体的建设确实改变了以前县级各类医疗机构各自为战的局面,县级医院在县域医疗服务中的功能得到发挥,这与国家一直推动的县级公立医院改革的目标也是一致的,当然这个建设过程也是复杂的,需要整合不同层级医疗机构的利益。"

> ——彭阳县医共体总院院长(访谈记录:202300102)

县域医共体协同治理就是在顶层设计的推动和政府主导下,在统一的财政投入、财务管理、人力资源等制度安排下,县、乡、村三级医疗服务机构协同合作、相互联系,共享县域医疗服务资源,服务于提升县域基层医疗服务能力的整体目标,为县域群众提供高质量医疗服务。

第三节　县域医共体协同治理的理论基础

县域内不同层级的医疗服务机构协同合作构建利益共同体和服务共同体是县域医共体区别于传统医疗服务体系的关键特征,协同治理理论从整体上为理解和剖析县域医共体的生成逻辑和运行机制提供了理论指导。随着新公共管理运动在世界范围内的深入发展和创新公共服务供给模式的不断探索,"治理"成为指导党和政府开展国家和社会管理活动的理论法宝,协同治理理论在国家和社会治理研究领域中得到广泛的应用,用其指导本研究具有科学性和合理性。从管理学视角出发,县域医共体的运行离不开医疗服务资源的支撑,资源配置方式的创新对于医疗服务效果的提升至关重要,同时,不同层级医疗机构间的合作关系通过医共体建设得到重塑和加强,资源配置理论和契约治理理论能够从资源配置和合作关系的角度对县域医共体的运行机制提供理论支撑。

医疗服务效果评价是医疗服务研究领域持久且热门的研究主题,县域医共体建设不仅从宏观上改变了医疗服务体系和供给过程,而且对微观的医疗服务需求和利用行为产生了全面影响。现有关于医疗服务效果评价的相关理论模型无法直接应用于本研究,本研究借鉴相关理论,采用质性访谈和扎根理论的方法构建县域医共体医疗服务效果评价指标体系。

以下从协同治理理论、资源配置理论、契约治理理论和医疗服务效果评价的相关理论四个方面对本研究的理论基础进行梳理和分析。

一、协同治理理论

赫尔曼·哈肯(Hermann Haken)于20世纪70年代提出了"协同学"的概念,并在其著作《协同学——大自然构成的奥秘》中详细阐述了这一理论。在书中,哈肯提出了"协同现象"的概念,指的是在复杂系统中,各个部分之间相互协作,形成整体性质的现象。随着新公共管理运动的发展和不断深入,传统的管理理念和模式已经无法适应全球化、信息化背景下公共事务发展的需求。20世纪末,詹姆斯·N.罗西瑙(James N. Rosenau)将治理的概念与理念引入到公共管理领域中,他认为:"治理是通行于规制空隙之间的那些制度安排,是协调利益关系时才发挥作用的原则、规范、规则和决策程序[36]。"1995年,全球治理委员会(Commission on Global Governance)将其界定为一种管理公共事务的方法的总称,其核心功能是协调复杂公共事务发展中的利益关系和集体行动[37]。

之后,国内外众多学者都对治理的概念进行了讨论[38-39]。尽管不同学科、不同学者对治理概念的界定有所不同,但其存在着几个共同之处:一是治理与传统的管理的根本区别在于强调参与主体的多元化,政府不再是推动公共事务发展的唯一主体;二是治理的目标需要多方主体的协同合作才能实现,需要各方在凝聚发展共识的基础上采取积极的集体行动;三是治理成为社会不确定性风险增加背景下应对各种棘手问题的有效方式。"协同治理"是对治理主体多元化及其合作行动的进一步突出和强调。

协同治理是一个持续的过程,需要各利益相关者在共同的目标下进行合作,协同完成共同的任务。这种方式强调了治理主体之间的协作性,充分发挥各自的优势,避免利益的对抗,从而实现系统内部各要素的有机整合。协同治理的一个重要特点是多中心化的治理主体,通过建立良好的协作机制和规范的协作流程,促进各子系统之间的协同互动,实现整体系统治理效能的最大化。协同治理是一种全新的社会管理模式,强调不同治理主体间的共同利益和目标一致,政府应革新理念、创新体制机制、创造有利于多主体合作的制度环境。各主体应交流沟通、调和冲突。虽然存在矛盾关系,但基于共同协作,可实现协调运作,发挥整体效益。其核心在于多元主体间的协同合作,政府在其中扮演着重要的角色。通过协同治理,各方可以共同促进社会公共事务的处理,提高社会治理的效能,为社会的稳定与繁荣做出更大的贡献。

SFIC 模型是协同治理理论的经典理论模型之一,由美国学者克里斯·安塞尔(Chris Ansell)和艾莉森·加什(Alison Gash)于 2008 年首次提出。在对 137 个国家不同政策的协同治理案例进行"连续近似的分析"之后,Chris Ansell 和 Alison Gash 将目标对准政策或管理的结果,而不是以往协同治理文献中大多数研究的"过程结果",确定了协同治理促进成功合作的关键变量和治理的实现路径,在充分考虑抽象化和现实性的结合后,共同构建了 SFIC 模型。SFIC 模型作为协同治理研究的里程碑式代表,对协同治理的生产机制和后果进行了深刻的描述[40],其由4个核心部分构成:起始条件(starting conditions)、催化领导(facilitative leadership)、制度设计(institutional design)和合作过程(collaborative process),这些构成部分进一步细分为更具体的要素,共同对协同治理的动态演化过程进行全过程描述[41]。

随着社会经济的不断发展,人们的健康需求越来越多样化和复杂化,医疗服务的质量和效率也成为人们关注的焦点。协同治理理论在医共体领域中的应用已成为当前我国医疗卫生事业改革的重要方向之一[42-43]。县域医共体作为一种新型的医疗卫生组织形式,可以将医疗资源进行整合,提高医疗服务的质量和效率,为群众提供更加优质的医疗服务。协同治理作为一种新型的社会管理模式,具有多元主体、政府主导、目标一致、矛盾统一等特点[44],可以为县域医共体的建设提供重要的思路和方法。在县域医共体中,协同治理可以通过建立卫生联席会议、医疗联合等机制,实现政府、医疗机构、居民等多元主体之间的协同合作,以提高医疗服务的质量和效率。政府可以通过领导协调作用,统筹医疗资源,加强政策制定和监督,提高医疗服务的质量和效率[39]。医疗机构可以通过相互合作,共享资源,提高医疗服务的质量和技术水平。居民通过参与医疗服务的管理和监督,提高医疗服务的质量和效果。医共体的建设是提供多样化、高质量医疗服务的重要手段。只有各个医疗机构和医疗服务提供者之间建立起有效的协作和合作[45],才能更好地满足人们日益增长的健康需求,提升整个社会的健康水平。

二、资源配置理论

资源配置理论是经济学中的重要分支,涉及资源的获取、配置、分配和利用等方面,是企业实现竞争优势的重要手段。资源配置理论是为最大化资源利用、提高生产效率和实现竞争优势而发展起来的一种理论。该理论起源于新古典经济学,其中最著名的理论是亚当·斯密(Adam Smith)的"看不见的手"。他认为自由市场机制可以自发地引导经济体系实现资源的最优配置。根据这一理论,市场上的价格反映了市场需求和供给的相对关系,从而引导企业和消费者做出最优的决策,实现资源的有效配置。资源配置理论是现代管理中的重要理论,在企业生产活动中起着至关重要的作用。资源配置理论是决定企业在市场中获得竞争优势能力的关键要素,在企业中资源配置的目标是优化利用资源,使利润和股东价值最大化。这包括以成本最小化和产量最大化的方式获取和分配资源,同时考虑市场需求、生产能力和技术能力等因素[46]。有效的资源配置对于企业在当今竞争激烈的环境中生存和发展至关重要。资源配置理论的一个重要方面是机会成本的概念。机会成本是指在做决定时放弃次优选择的成本。这意味着当一个公司将其资源分配给一项活动或投资时,它必须放弃将这些资源分配给另一项活动或投资的机会。因此,企业必须仔细考虑每一个决策的机会成本,权衡潜在的收益和风险。经济学中的资源配置理论也考虑了政府政策、技术进步、市场条件变化等外部因素对资源配置决策的影响。通过理解资源配置理论的基本原理,企业可以做出明智的决策,最大限度地提高他们的成功机会,并在各自的市场中获得可持续的竞争优势。该理论主要涉及资源的获取、配置、分配和利用等方面,通过有效的资源配置、均衡利用和科学管理,进而实现企业的竞争优势和可持续发展。

　　从马斯洛需求层次理论来看,人类有一系列基本的需求,包括生理需求和安全需求,是构成人类需求体系的基石,这些基础需求没有满足,高层次需求也就难以实现。然而,社会资源是有限的。这是因为所有能够生产不同商品的资源都是有限的。人们必须在资源有限的情况下,做出更加明智的选择,以满足自己最基本的需求。在现代社会中,人们的需求变得更加多样化和复杂化。除了生理和安全需求,人们还需要满足各种社会、心理和文化层面的需求。因此,社会资源的分配变得更加复杂和困难。政府和社会组织需要考虑如何最大限度地利用有限的资源,满足人们的需求,同时保持社会的稳定和发展。

在医疗卫生领域,医疗资源配置是一项非常关键的任务。在医共体背景下,如何有效地配置医疗卫生资源以满足患者需求成为一项重要任务。在这个过程中,市场机制是资源配置的一个重要参与方。资源调整的综合结果不仅考虑整体利益,也兼顾个体利益,充分体现了医疗卫生服务的特殊性[47],是资源配置的主要手段和方法。医疗资源配置是一项复杂而细致的过程。一方面,医疗卫生资源的分配必须充分考虑到整体利益,包括公平性和效率性;另一方面,医疗服务的特殊性要求我们充分关注患者的个体利益,包括个体的需求、偏好和实际情况。在这个过程中,市场机制参与资源配置,以使资源调整达到最优状态。市场机制的参与,可以通过竞争性招标、合同管理、计划性管理等方式进行。这些机制可以使医院和医生更加有效地竞争,提高医疗服务的质量和效率[48],也可以控制医疗服务的成本。同时,这些机制也可以使患者更好地选择医疗服务,获得更好的医疗体验和治疗效果。

随着医疗服务的不断进步和技术的不断创新,医疗资源的分布也越来越不平衡,导致了医疗服务质量不稳定,医患矛盾不断出现。为了解决这一问题,各地开始探索医疗联合体的建设,以整合医疗资源、提高医疗服务能力、解决患者就医问题。而资源配置理论的应用,可以为医共体的建设和管理提供必要的科学支撑。资源配置理论中的多目标规划方法是一种将多种目标和约束条件考虑进来的优化方法,其重点是在有限资源的情况下实现多种目标的均衡追求,以达到最佳的结果。在医共体建设中,可以通过多目标规划方法实现医疗资源配置的科学化[49],按照各种规划指标,如门诊量、住院量、医疗质量、服务效率等,结合不同地区的特点和需求,提出资源配置方案,实现资源的合理配置。资源配置理论中的成本效益分析方法是对医疗服务进行成本效益评估,从而为资源配置提供科学依据。成本效益分析是一种通过比较不同方案下的成本和效益来评估方案优劣的方法。在医共体中,可以使用成本效益分析来评估不同的医疗服务项目,并根据各项服务的成本和效益情况[50],选择最佳的服务方案,实现医疗资源的有效利用。资源配置理论中的供需平衡分析方法可以实现医疗资源的供需平衡,提高医疗服务能力[51-52]。供需平衡分析是一种通过确定需求量和供应量,来实现供需平衡的方法。在医共体中,可以通过对医疗服务的需求量和供应量进行分析,并结合市场需求和政策法规,实现供需平衡,并根据需求和供应情况进行医疗资源的调整和分配,提高医疗服务能力[53]。资源配置理论中的资源流动分析方法可以实现医疗资源的流动和交互,提高医疗服务水平。资源流动分析是一种通过分析资源的流动路径和交互模式,评估资源利用效率的方法。在医共体中,可以通过资源流动分析,确定医疗资源间的联系和交互模式,实现资源的最优分配和利用,提高医疗服务的质量和效益。

三、契约治理理论

契约治理理论的雏形是在 19 世纪上半叶就已经形成的。当时,工业革命带来了大规模生产的需求,形成了以厂长为代表的资本家阶级和以工人为代表的无产阶级之间的利益冲突。这种矛盾催生了现代企业中的"雇佣契约",旨在通过签订合同来解决利益分配的问题。20 世纪 70 年代中期,奥利弗·威廉姆森(Oliver Williamson)在这一历史背景下,根据自己的实证研究,提出了契约治理理论。他指出,企业内部的组织结构和市场机制并非两个对立的范式,而是两个相互作用的范式。换言之,企业内部的组织结构是针对市场机制的一种补充和补足。因此,在合作关系中,需要建立可信的合同,以确保各方利益得到最大化。此后,契约治理理论持续发展,吸纳了许多学者的贡献,成为新制度经济学研究中的重要组成部分。

契约治理理论是一种用以解释经济组织形式的新制度经济学范式。它认为,在经济活动中,参与者的利益是相互冲突的,并且制约着他们之间的协调和合作。因此,为了协调各方利益,建立可信的关系,它需要契约的约束。这种契约可以通过市场机制来实现,也可以通过内部组织结构来实现。契约治理理论认为,人们的决策是有限理性的,合作关系是基于契约运行的。既定契约可以通过协商和重新谈判来修正,以实现最优性。契约治理侧重于通过正式的、具有法律效力的书面合同来规范合作伙伴之间的关系,为双方在未来的行为提供一个合法的制度性框架[54-55]。这种治理模式还提高了项目合同的完整性、精确性,激励的可预期、前瞻性,合同的调整和修改所带来的灵活适应性,以及合同履行的严格性[56-57]。

契约治理理论的应用范围十分广泛,在医疗领域中有着非常重要的应用价值。在医疗领域中,契约治理理论的应用包括医疗保健机构之间的合作关系、医患之间的契约关系以及医疗保险合同等[58]。医疗体系中的公立医疗机构和私立医疗机构是一个充满竞争和合作的关系网络,契约治理理论可以帮助我们探究这些机构之间的合作关系建立和运作机制。例如,医疗合作关系中可能存在品质、成本、质量的问题,并且由于信息不对称,与医疗保健相关的信息可能受到操纵,导致协商崩溃。在这种情况下,契约治理理论可以提供解决方案,包括建立保证质量的契约,以及在捕捉信息不完备性时采用附带条件高效率策略[59]。医患契约是医学实践的核心,涉及医学道德、法律责任、价值观念等方面。契约治理理论在医患契约中的应用主要体现为阐明医疗保健服务的价格机制和质量管理机制。例如,医疗保健服务的价格机制可能存在契约失效和道德危机问题,导致医生和患者之间的难解矛盾[60]。在这种情况下,契约治理理论可以通过制定规范或推动立法来解决该问题,以确保患者的利益得到最大化。由于医疗保险涉及保险公司、医院以及个人之间的利益关系,因此契约治理理论在该领域中也有重要的应用。医疗保险合同的过程涉及成本和质量的问题[61]。医疗保险的设立是为了减轻个人的负担,但同时也面临着缺陷、欺诈和道德危机等问题,这些问题可以通过契约治理理论中的博弈理论和道德风险等方面来加以解决。

第四节 县域医共体的研究进展

一、县域医共体医疗服务效果评价研究

(一)医疗服务效果评价的指标体系

医共体建设是当前医疗体制改革的重要内容,旨在推进医疗资源的整合和优化,建立起有效的医疗服务体系,实现医疗资源向基层医疗卫生机构的延伸[62],提高基层医疗服务质量和效率,促进公众健康水平的提高。医共体建设是分级诊疗的重要载体和抓手,通过医疗机构间的合作与协作,实现医疗资源的共享和优化配置[63]。为了推进医共体建设,国家出台了一系列相关政策和措施,旨在加强医共体的管理和规范建设[64]。县域医共体以整合医疗资源、提高医疗服务质量、降低医疗费用为目标,成为推进医疗卫生服务一体化的重要手段。

依据当前国家政策文件中对医共体发展绩效的评价和既有关于医共体医

疗服务效果的实证研究,其主要关注县域医共体发展的创新服务能力、服务质量、医保支付能力和社会效益这四项指标[65-66]。创新服务能力指标是指县域医共体在服务对象、服务方式、服务内容上的创新能力。例如,在服务对象方面,县域医共体可将其服务覆盖范围扩大至全县、全市、全省,使更多的群众受益;在服务方式方面,县域医共体可采用"互联网 +"、智慧医疗等方式,提高服务便捷性和效率;在服务内容方面,县域医共体可开展健康管理、康复护理、家庭医生签约等内容的新增服务。以上指标的评价应结合县域医共体的实际情况进行综合考虑。服务质量指标是指在县域医共体提供医疗卫生服务过程中,从专业技术、安全管理、诊疗效果、患者满意度等方面进行评价。例如,在专业技术方面,可通过医师职称、学历、科研成果等指标进行评价[67];在安全管理方面,可考核医疗机构各项质控指标是否符合规定;在诊疗效果方面,可采用门诊复诊率、住院转归率等指标进行评价;在患者满意度方面,可通过患者调查等方法获取相应数据进行评价。医保支付能力指标是指在县域医共体中,医保机构向医疗机构支付医保费用的能力。医保支付能力直接关系到医疗机构的经济收益和医疗服务水平。评价医保支付能力指标时,应从医院获得医保结算比例、定点医疗机构数量、医疗费用价格控制等方面进行评价。社会效益指标是指县域医共体的发展对于社会的影响,主要包括实现医疗服务均衡、缓解大城市医疗资源紧缺状况、推动医疗卫生服务向基层延伸及向社区转移的作用,同时,在协同工作方式、信息共享等方面促进医疗卫生机构的管理水平及服务能力的提高。以上指标的评价与分析应具有客观性和实践性。

(二)医疗服务效果评价的方法

县域医共体的建立对于提高基层医疗卫生服务能力、改善医疗资源配置不均衡、降低医疗费用等方面具有重要的促进作用。评价县域医共体的服务效果需要考虑多个方面,可以通过多种评价方法和指标进行综合评价,为县域医共体的优化和提升提供依据。目前,学界从以下几个角度开展了医疗服务效果评价的研究。

(1)患者满意度评价:可以通过问卷调查等方式,了解患者对于县域医共体的服务满意度和评价,包括医疗技术水平、服务态度、医疗设施等方面[68]。

(2)服务质量评价:可以从医疗过程和医疗结果两方面考虑,医疗过程包括诊疗规范性、手术安全性、病历记录完整性等[69],医疗结果包括疗效、并发症等。

(3)医疗资源利用效率评价:可以通过分析各医疗机构的医疗资源(包括人员、设备、药品等)的利用情况,评价县域医共体整体的医疗资源利用效率。

(4)经济效益评价:可以从医疗服务的收入和成本两方面考虑[70],评价县域医共体的经济效益,包括医疗服务的盈亏情况、投入产出比等。

(5)综合评价:是将不同指标进行加权平均,综合得出一个总体评价值。具体操作方法为:首先确定各指标所占权重比例,然后将不同指标的得分乘以相应权重,最后将所得结果相加后得到总体评价值[71]。由于该方法可以充分考虑各项指标的重要程度,且易于计算、较为直观,因此在县域医共体服务效果评价中被较多采用。

县域医共体是基层医疗卫生服务体系建设的重要举措,对于促进健康中国战略实施、实现基本医疗卫生服务全覆盖具有重要意义。评价县域医共体服务效果是保证其正常运行的前提条件,同时也是对医共体建设成果的检验和监督。评价指标应具有全面性、可靠性、可操作性等特征,评价方法则应根据具体情况,选取合适的技术手段,以期实现科学评价,达到有效监督的目的。

二、县域医共体医疗服务效果的影响因素研究

县域医共体是新时期我国医改的重要措施之一,旨在提高基层医疗卫生服

务能力和水平,实现医疗资源优化配置和分级诊疗,改善群众就医环境和就医体验,让基层医疗机构更好地发挥作用。现有研究主要分析了政府财政投入、政策支持、基础设施建设对医共体医疗服务效果的影响。

 政府财政投入的影响

资金是医共体发展的基础,对于医共体的建设和发展,政府的资金支持必不可少。作为医共体建设最重要的一环,财政投入的多少直接决定了医共体建设和发展速度的快慢,也决定了医共体服务质量和服务效果的优劣。如果政府投入的资金不足,医共体将无法建立起横向衔接、纵向分级的医疗服务链条,无法构建起联合医疗服务的平台,无法满足患者的需求,无法实现高效、优质、便捷的医疗服务,从而无法达到政府治理卫生事业的目标。政府财政投入是县域医共体服务能够正常运转和发展的基础,政府投入资金可以用于县域医共体人员编制、医疗设备和药品购置、基础设施建设等方面,为县域医共体提供良好的发展条件[72]。

政府财政投入对医共体服务效果具有重要影响。医共体是由多个医疗机构共同组成,其中一些小型医疗机构或者非营利性医疗机构在竞争与压力下难以独立生存。这些机构参与到医共体建设中,得到政府的大量资金支持,可以有效提高其服务设施的建设和更新水平,提升基础设施规模,增强服务能力,提高医疗服务效果,更好地满足人民群众对优质医疗服务的需求。如果政府财政投入不足,县域医共体很难为患者提供优质的医疗服务,也无法吸引优秀的医护人员加入医共体,这将直接影响县域医共体服务效果。

 政策支持的影响

政府在财政支持以外,还应该为县域医共体建设制定或完善相关支持政策。政府通过相关政策的制定,为医共体建设提供法律保障和政策支持,为其稳定发展提供有力的支撑[73]。例如,政府可以通过制定专项规划和政策文件,指导医共体建设的方向和模式,引导市场合理分配资源,提高医共体的运行效率;政府可以为医共体提供税收优惠、贷款利率优惠和创业补贴等政策,促进医疗机构参与到医共体建设中,推动其不断发展壮大;政策还可以明确医共体的管理和监管机制,保障医疗服务质量和安全;建立奖惩机制,鼓励和奖励优秀的县域医共体;制定相关规定,明确县域医共体的职责和权利等。政策支持在医共体建设中扮演着重要的角色,为医共体提供了稳定、安全、可持续的发展环境,也为群众提供了更加优质的医疗服务。这些政策支持能够提高县域医共体的工作积极性和成效,进一步提高服务质量,提升县域医共体服务效果。

 基础设施建设的影响

现代医学技术越来越复杂,需要先进的医疗设备和设施来支持。政府需要加大对医疗机构设施的投入,提高医院基础设施、医疗设备和信息技术水平,为医共体的发展提供有力保障[13]。例如,政府可以为医疗机构提供医疗设备和信息化产品的采购资金和使用费用,以及为医共体提供配套的信息化平台和检验检测平台,提高医疗机构的服务水平和管理效率。例如,政府还可以提供专业技术支持,为县域医共体提供先进的医疗设备和技术手段,提高医疗服务水平;加强对基层医疗机构的基础设施建设,提高基层医疗机构的服务能力和水平。这些措施能够提高县域医共体服务的质量和效率,进一步提高服务效果。

总体来看,政府财政投入对县域医共体的服务效果有着明显的促进作用,能够有效提升基层医疗服务能力,促进医疗资源的合理配置,促进医疗服务的标准化和规范化,加强基层医疗机构的人才培养和队伍建设等。政府在资金、政策、技术等方面大力支持县域医共体的建设和发展[74],加强医疗资源整合,提高医疗服务能力和质量。通过资金投入和政策支持,县域医共体能够有效整合医疗资源,促进优质医疗资源向基层医疗机构倾斜,缓解医疗资源不均衡的问题,县域医共体能够开展规范化的医疗服务,建立完善的医疗服务管理体系,提高医疗服务质量和安全水平。通过人才培养计划和资金投入,县域医共体能够吸引更多的优秀医疗人才加入,并提供良好的职业发展机会,促进基层医疗队伍的建设和发展[75]。随着信息技术的不断发展和应用,医疗服务也正在向着数字化、智能化、网络化的方向发展。政府投入能够促进县域医共体的信息化和数字化升级,提高医疗服务的效率和质量。县域医共体的发展需要长期的资金支持和政策保障,政府投入能够保障县域医共体的持续发展和运营。

三、县域医共体协同治理的功能研究

县域医共体的概念与治理实践源自整合型医疗卫生服务体系的发展。20世纪中期,为了应对日益复杂的疾病谱系和传播趋势,一些国家开始探索将医院和基层医疗卫生机构进行整合。1966年,世界卫生组织首次提出了"医疗卫生服务的整合(integration of health services)"这一概念[76]。整合型医疗卫生服务旨在通过解决医疗卫生服务体系的碎片化问题,加强不同医疗卫生服务机构间的协调程度,提升医疗卫生服务的连续性[77]。县域医共体是整合型医疗卫生服务体系改革在我国县域范围内的模式探索与治理实践,其目的是通过县级医疗机构之间的联合和协作,提升基层医疗卫生服务水平,促进分级诊疗和转诊,改善医疗资源配置,优化医疗服务结构,降低医疗费用负担,提高群众健康水平[78]。县域医共体协同治理具有以下几方面功能。

第一,县域医共体协同治理能够优化县域医疗服务资源配置。县域医共体不仅整合了辖区内的基层医疗卫生机构资源,还加强了与跨区域医疗机构的沟通联系和协作服务,提高县域医疗卫生服务网络的连通性和协调性。县域医共体可以实现医疗资源的优化配置和高效利用,这样就可以有效地避免基层医疗卫生机构与县级医院之间的重复建设,节约医疗资源,避免医疗投入浪费[79]。一方面,县域医共体可以整合各级医疗机构的医疗资源,实现医疗设备、药品等资源的共享,避免重复投资和浪费;另一方面,县域医共体可以通过建立转诊制度、联合会诊等方式,实现医疗人力资源的合理分配,减少医生闲置时间和医疗资源的浪费。

第二,县域医共体协同治理能够提升医疗服务水平。医共体的建立,使得基层医疗卫生机构可以借助县级医院的技术力量和设备条件,提高了基层医疗卫生服务的质量[80]。县级医院的专业医生可以到基层医院进行巡诊,指导基层医生开展诊疗工作。通过网络视频会诊等方式,基层医生还可以远程请教县级医院的专家,为患者提供更高水平的医疗服务。县域医共体可以建立诊疗规范和流程,保证医疗服务的标准化和规范化。同时,县域医共体可以建立质量控制体系,监督医疗服务的质量和安全,提高医疗服务的效果和信誉。

第三,县域医共体协同治理能够改善群众就医体验。通过不同医疗服务机构间的协同合作,可以构建一个互帮互助、信息共享、协力共担、按需分配、服务群众的卫生服务体系。群众可以在家附近的基层医疗卫生机构或社区卫生服务中心享受到更加便捷、舒适、公平的医疗服务,解决"看病难"和"看病贵"的问题,从而改善群众的就医体验。县域医共体可以将患者根据病情分级诊疗,实现医疗资源的优化配置,避免患者的重复检查和治疗,提高医疗服务的效率。同时,通过建立转诊制度和远程医疗等方式,实现医疗资源的跨区域共享,提高医疗服务的覆盖范围和效率[81]。通过加强协作和合作,基层医疗机构之间得以共享医疗资源,提高医疗服务的质量和效率,缩短患者就医的时间和距离,使患者的就医体验得到显著的提升。

四、县域医共体协同治理对医疗服务的影响研究

协同治理是指各方利益相关者共同参与决策、共同承担责任、共同协调行动的过程,是实现县域医共体服务的必要条件之一,能够促进县域医共体服务的效果和质量[82]。在县域医共体中,协同治理可以将医疗卫生服务资源有机整合,优化医疗资源配置,提高服务效率和质量。

第一,县域医共体协同治理对医疗服务资源的影响。医疗资源是开展医疗服务的基础,但是由于各医疗机构之间的信息交流不畅、资源配置不均等原因,医疗资源利用率低下。协同治理可以在医疗卫生服务领域中实现政府、医院等各方资源的整合,优化资源配置[81]。县域医共体由多家医疗机构组成,可以将每家机构的专业优势及医护资源整合起来,形成一个资源共享、协作互补的合作平台。各家医疗机构之间也可以通过协同治理机制,合理分工和优化配置医疗卫生资源,实现资源互补,为患者提供更加优质的医疗服务。通过建立共享病历、专家咨询和转诊等机制,能够提高医疗资源的利用率和服务水平,为患者提供更好的医疗服务[4]。

第二,县域医共体协同治理对基层医疗服务能力的影响。基层医疗机构医疗服务能力薄弱问题是县域医疗服务体系改革的重点。县域医共体协同治理过程中,县医院通过下派专家坐诊、在线会诊等方式提升了乡镇卫生院的医疗水平,同时基层医疗卫生人员通过参加上级医疗机构的培训能够学习先进的医疗技术[8]。同时,医共体协同治理能够有效提升基层医疗机构的公共卫生服务能力,随着县域医疗服务资源统一管理与信息共享,健康档案管理率、预防接种覆盖率、慢性病管理率等公共服务项目的完成率得到了明显提升[83],因此医共体协同治理对基层医疗服务能力有显著的促进作用。

第三,县域医共体协同治理对医疗服务效率的影响。县域医共体在协同治

理下,可以实现医疗卫生服务的有序组织和协作配合,避免了资源浪费和服务重复,在高效协作中提高了服务效率和质量。县域医共体在医疗卫生服务中的联动和协作,既可以减少患者等待时间,还可以提高医护人员的工作效率和满意度。协同治理机制的建立,可以实现医疗服务资源的优化协调并发挥协同合作优势,提高医疗服务质量。基层医疗服务是县域医共体服务的重要组成部分,但是由于人才流失、医疗设备落后等原因,基层医疗服务存在诸多问题[84]。协同治理能够促进基层医疗服务的升级和转型,提高基层医疗服务的质量和水平。通过建立分级诊疗制度、开展专科医生巡诊等机制,能够提高基层医疗服务的水平和效果,为患者提供更好的医疗服务。

第四,医共体协同治理对医疗服务规范化和标准化的影响。县域医共体的建立使得各级医疗机构的绩效考核目标和标准走向统一,避免了不同层级医疗机构间的利益和目标冲突[85]。建立医疗服务标准化管理体系,开展医疗质量评价等机制,能够提高医疗服务的质量和效果,改善医患关系。医患关系是县域医共体服务的重要环节,但是由于患者对医疗服务信任度不高、医疗纠纷频发等原因,医患关系存在诸多问题。协同治理能够促进医患关系的改善和稳定,增强患者对医疗服务的信任度和满意度[86]。

五、现有研究的启示与不足

(一)现有研究的启示

医共体建设是当前乃至未来我国医疗卫生体系改革的重要内容,是学术界研究的前沿问题。现有研究的成果对本研究的开展具有重要启示。

一是县域医共体的建设和发展,不仅扩大了基层医疗卫生服务网络,加强了基层医疗卫生服务能力,提高了服务质量和效率,还推动了区域医疗卫生资源的整合协调与合理分配。研究表明,县域医共体可以有效地优化医疗卫生资源配置,提高服务效率和质量,降低患者就医成本,减少医疗风险,对促进县域医疗卫生服务的公平性、可及性、便捷性及效率性等方面均产生了积极的影响。其中,政府在县域医共体的建设和发展过程中起着关键作用,政府资金的投入、政策的支持等大大提升了基层医疗卫生服务网络的建设和服务水平,加强了医疗卫生资源的整合和协调。

二是县域医共体的建设可以提高医疗资源的利用效率,减轻医疗机构的负担,降低医疗花费;可以促进医疗资源的分配合理化,优化医疗服务结构,提高医疗服务效率和质量。

三是县域医共体建设是一个长期而复杂的过程,而协同治理是实现医共体协同发展的重要手段。已有的文献研究表明,建立协同治理机制是医共体成功运行的必要条件。协同治理机制包括完善制度规范、明确协商议题、设立工作小组、合理安排时间和制订合同协议等,这些措施可以使医疗机构之间联系更加紧密、信息更加透明,有效保证县域医共体协同发展。

(二)现有研究的不足

当前学界对县域医共体协同治理的功能进行了充分的讨论与肯定,理论分析了县域医共体协同治理对医疗服务效果的影响,但还存在一定的研究空间。

一是较少有基于服务对象感知视角评价县域医共体医疗服务效果。在以人民为中心的发展理念下,基于群众主观感知的医疗服务效果评价是检验医共体发展成效的重要方面,构建适用于医共体建设背景下的医疗服务效果评价指标并进行应用至关重要。部分研究从单一维度讨论了县域医共体的发展成效,但尚未从微观个体感知的角度构建全面系统的医疗服务效果评价指标并应用于医共体医疗服务效果评价。

二是对县域医共体协同治理机制的剖析还不够深入。不同层级医疗服务机构的协同合作是县域医共体建设和效能发挥的核心特征,现有研究全面讨论了医共体协同治理的功能和优势,但尚未基于协同治理理论围绕过程协同和工具协同对其核心机制进行全面剖析。基于典型案例,分析县域医共体协同治理机制的具体内容,对于理解县域医共体的发展机制、总结其发展成就和经验至关重要。

三是对县域医共体协同治理对医疗服务效果的影响的关注还不足。目前县域医共体研究多以医疗资源的利用情况或医共体合作模式为主,从宏观层面讨论了医共体协同治理对医疗服务资源、医疗服务能力、医疗服务效率和医疗服务标准化等方面的积极影响,但尚未从服务对象的角度验证和分析医共体协同治理对医疗服务效果的影响。因此,有必要在深入剖析县域医共体协同治理机制的基础上,判断和分析医共体协同治理对医疗服务效果的作用机制,为医疗服务的优化提供科学的依据。

第五节　选择彭阳县医共体作为研究案例的依据

按照公共政策效果评估的一般研究范式,本研究理想化的研究设计是以县为研究单位,寻找合适的统计数据指标对县域医共体协同治理和医疗服务效果进行测量,利用医共体建设试点前和试点后连续数年的县级数据,采用双重差分法等统计方法验证县域医共体的政策效果。然而,县域医共体目前处于从探索试点向全面推进的发展阶段,不同区域探索出不同的发展模式,采用案例研究的方法聚焦特定县域医共体协同治理的发展路径与实施效果是比较可行的研究方案。

另外,医疗服务效果关注的是从服务对象的服务利用及其需求满足程度来评价医共体的发展成效,以居民个体为单位,采用问卷调查与统计方法对医共体医疗服务效果进行评价是比较科学的方法。因此,本研究聚焦彭阳县医共体建设实践,利用对城乡居民的微观调查数据进行研究。本节对选择彭阳县医共体建设作为研究案例的合理性进行深入分析。

一、彭阳县具有西部县域经济社会发展的典型特征

彭阳县位于宁夏回族自治区固原市东南部,总土地面积 2533.49 平方公里,辖 4 个镇、8 个乡、156 个行政村、4 个居民委员会,截至 2022 年末,户籍人口总数 24.45 万人,其中城镇人口 6.57 万人,占比 26.86%,乡村人口 17.88 万人,占比 73.14%,60 岁及以上人口占比 13.63%。2022 年,城镇居民人均可支配收入 3.26 万元,农村居民人均可支配收入 1.49 万元①。彭阳县以农业为主要经济支柱,曾是国家级贫困县,2019 年 4 月,通过全县人民的共同努力,顺利退出国家贫困县序列,彭阳县进入到巩固脱贫攻坚成果与乡村振兴有效衔接的发展阶段。

从地理区位来看,彭阳县地处宁夏回族自治区东南部,东与甘肃省庆阳市接壤,到陕西省西安市车程 4 个小时左右,在西北地区处于交通相对便利的位置;从经济结构和发展水平来看,2019 年彭阳县退出国家级贫困县序列。2023

---

① 数据来源于彭阳县人民政府官网。彭阳县 2022 年国民经济和社会发展统计公报[EB/OL]. http://www. pengyang. gov. cn/xxgk _ 13872/zfxxgkml/tjxx/202305/t20230504 _ 4052310. html.

年,彭阳县第一、第二、第三产业占全县生产总值的比重为 18.6%、38.3%、43.1%。① 2022 年陕西省渭南市城镇居民的人均可支配收入为 3.96 万元,农村居民的人均可支配收入为 1.62 万元②。从人口结构来看,2023 年,常住人口城镇化率为 39.48%,60 岁及以上人口比重为 14.48%,常住人口城镇化率相对较低,人口老龄化趋势明显。因此,从地理区位和经济社会结构的角度来看,选择彭阳县作为样本地区具有典型性。

二、彭阳县基层医疗服务发展存在的问题具有普遍性

受我国经济社会发展不平衡问题和彭阳县自身经济条件落后等因素的影响,彭阳县存在明显的基层医疗资源匮乏和群众"看病难、看病贵"问题。一是基层医疗资源相对匮乏且分布不均,县域大部分优质医疗资源集中在县城,乡村两级医疗资源相对匮乏,部分乡镇卫生院甚至只有 1 或 2 名执业医师,基本检验和检查均无法开展,乡村两级医疗资源不能满足群众就医需求;二是受地形结构和交通因素影响,乡村居民的医疗服务可及性差,彭阳县地处黄土高原偏远地区,地形复杂,村级距乡镇、乡镇距县城路途较远;三是城乡居民医疗负担重。一方面,由于乡镇卫生院理疗服务能力薄弱,居民偏好直接前往县级医院就诊,医疗保险的起付线提高,患者的自付费用增加;另一方面,由于县、乡、村三级医疗机构之间的距离较远,患者在就医时还需要承担更高的交通和生活

① 数据来源于彭阳县人民政府官网。彭阳县 2023 年国民经济和社会发展统计公报[EB/OL]. https://www.pengyang.gov.cn/xxgk_13872/zfxxgkml/zdlyxx/tjxx/202406/W020240606570544813546.pdf

② 数据来源于陕西省人民政府官网。2022 年渭南市国民经济和社会发展统计公报[EB/OL]. http://www.shaanxi.gov.cn/zfxxgk/fdzdgknr/tjxx/tjgb_240/sqgb/202304/t20230413_2282292.html.

成本。从目前学术研究和实践部门对我国县域医疗服务发展现状和困境的总结来看,全国多数地区都存在上述三个问题,解决群众"看病难、看病贵"问题成为县域医共体建设的根本任务。

三、彭阳县推进医共体协同治理具有良好发展基础

2017 年,彭阳县在"健康中国"战略要求和"健康宁夏"行动的指导下,立足县域经济社会发展实情,开展"健康彭阳"建设,重点目标是解决群众"看病贵、看病难"问题。其显著特点是通过全民健康信息化建设,提升县域医疗卫生服务均等化水平和基层医疗服务能力。其主要举措包括三个方面:一是构建县、乡、村医疗服务资源一体化管理的体制机制,二是实施家庭医生签约服务,三是提升基层医务人员能力。彭阳县的县域卫生体制改革创新取得了良好成效,得到社会的广泛关注和国家的肯定。

彭阳县"互联网 + 医疗健康"的医改模式所推动的县、乡、村医疗卫生资源一体化管理、家庭医生签约服务、基层医务人员能力提升三项关键举措具有县域医共体建设的显著特征,并取得了显著成效,成为全国县域医共体试点前的先行探索。2019 年,彭阳县被列为全国 500 家县域紧密型医共体建设改革试点县。因此,彭阳县具有推进县域医共体建设的先行条件和良好基础。

我国县域医疗卫生服务体系的发展历程与彭阳县医共体建设实践

第一节　我国县域医疗卫生服务体系的发展历程

一、三级医疗卫生服务网络探索建立阶段(1949—1978)

新中国建立之初,百废待兴,社会经济发展水平极为落后,物质资源极度匮乏,我国面临的卫生健康治理条件极其严峻。据统计,中华人民共和国成立初期,全国医疗卫生机构只有 3670 家,医疗卫生机构床位数仅有8.5 万张,每万人拥有执业医师数只有 7 人[87]。医疗卫生状况极度落后,农村医疗卫生服务更是无从谈起。为改善落后的医疗卫生健康状况,党中央提出"面向工农兵、预防为主、团结中西医、卫生工作与群众运动相结合"四大卫生工作指导方针,开展群众性爱国卫生运动,建设三级农村医疗卫生服务网络[88],带领全国人民建立基本覆盖城乡的基本医疗卫生服务体系,有效推动了新中国卫生事业的发展。

第一,基本建立起三级农村医疗卫生服务网络。1951年,国家卫生部发布的《关于健全和发展全国卫生基层组织的决定》文件要求设立涵盖县设卫生院、区设卫生所、行政村设卫生委员、自然村设卫生员的新中国农村医疗卫生组织形式;1956年底,我国社会主义改造基本完成,随着人民公社制度的建立,依托于人民公社的组织架构,根据1960年《关于人民公社卫生工作几个问题的意见》,建设了"公社 – 生产大队 – 生产队"三级医疗卫生服务网络[89]。在政府统一建设推动下,初步建立起覆盖农村地区的县医院 – 乡镇卫生院 – 村卫生室三级医疗卫生服务网络。

第二,初步建立起城乡医疗保障体系。农业合作化运动后,山西、贵州、河南、河北等地农村相继出现依托于合作社的互助性医疗站和保健站,1959年,山西省稷山县召开的全国农村卫生工作会议创造性地提出人民公社社员集体保健制度[90],这是农村集体保障制度的开端。此后,全国各地农村相继探索建立合作医疗站,到20世纪70年代末,农村合作医疗组织的覆盖率达到90%[91]。城市地区则建立劳保医疗制度和公费医疗制度,解决大部分劳动者及职工家属的医疗保障问题[92]。这一时期的城乡医疗保障制度虽存在社会化程度低、资金保障和公平性不足等问题,但在一定程度上减轻了患者的经济负担,群众"看不起病"的状况得到一定缓解。

第三,初步推动医疗资源下沉到农村。为缓解农村地区医疗资源严重不足的问题,各地遴选出一批具有一定文化知识的农民去相关卫生院校学习医疗知识,以"半工半农"的方式服务于广大农民群众,满足农民群众基本医疗服务需求。截至1975年,全国"赤脚医生"总数已达到156万人,平均每千名农民就有2.5名"赤脚医生"[93],有效缓解了农村基层医疗服务不足的问题,保障了农村居民基本健康服务需要。

二、乡村一体化管理与合作医疗重建阶段（1978—2002）

党的十一届三中全会的召开标志着我国进入改革开放的新时期,国家发展重心逐渐转移到经济建设方面。在农村地区,一方面,家庭联产承包责任制逐渐取代人民公社制度,包产到户、包干到户能够充分发挥农民能动性以扩大土地使用权收益,在解放和发展农村生产力的同时,也使农村地区在计划经济时期发挥重要作用的合作医疗失去了组织基础,出现社会保障制度与市场经济发展不相适应的情况;另一方面,家庭联产承包责任制在一定程度上促进了城乡人口流动,城乡一体化思想开始萌芽[94],这一阶段,各级政府开始积极探索并建立新的医疗保障制度,以适应社会主义市场经济的发展。

第一,重塑农村三级网络。为强化不同级别医疗机构间的协作关系,20 世纪 80 年代末逐渐引入乡村一体化的概念,以乡镇为范围,将乡镇卫生院和村卫生室进行统一管理,由乡镇卫生院承担对村卫生室的管理和指导职能,村卫生室承担初级诊疗工作,统一"机构设置、执业管理、业务管理、药械管理、财务管理、绩效考核"六个核心内容。2002 年,卫生部、国家卫计委等五部门联合发布了《关于农村卫生机构改革与管理的意见》,指出"建设社会化的农村卫生服务网络"。乡村一体化管理对于进一步完善农村三级医疗卫生服务网络,促进不同层级医疗机构之间的协调联动,都有积极的推动意义。

第二,恢复重建合作医疗制度。改革开放以来,农村医疗保障以个体筹划为主[95],这一时期,合作医疗的市场化程度有了一定提升。20 世纪 90 年代,我国开始恢复和重建合作医疗制度,强调建立"个人消费"的筹资机制,开启医疗卫生体制市场化探索阶段,医改向"医疗市场化"进军。1992 年,卫生部发布《关于加强农村卫生工作若干意见的通知》,提出卫生筹资应遵循"谁投入、谁收益"的指导思想,鼓励受益群众、集体企事业单位和社会团体多方筹措资金。

1997 年,《中共中央、国务院关于卫生改革与发展的决定》强调卫生改革的目的在于增强卫生事业的活力,要逐步建立起宏观调控有力、微观运行富有生机的新体制,指出"力争到 2000 年在农村多数地区建立起各种形式的合作医疗制度,并逐步提高社会化程度"。同年,卫生部等五部委发布《关于发展和完善农村合作医疗的若干意见》,指出要遵照"民办公助、自愿量力、因地制宜"的原则,明确以个人投入为主、集体扶持、政府适当支持的筹资形式,建立农民互助共济的农村合作医疗制度。然而,由于该阶段尚未明确合作医疗的具体组织形式和运行监管机制,加之政府农村医疗卫生建设投入严重不足,缺乏有效的资金管理筹措机制,农村合作医疗参保率较低,合作医疗制度难以得到有效的贯彻和落实。

这一时期,我国医疗卫生服务体系发展呈现出以下特点:一是原有的依赖集体资金供给的合作医疗制度逐渐被个体筹资模式取代,呈现出分散化个体化的特点[96]。二是医疗卫生事业市场化改革之后,由于忽视医疗卫生事业的公益性,政府公共卫生投入严重不足,医疗机构趋利性特点逐步显现,医疗费用激增,群众"看病难、看病贵"的状况日益加剧。三是一系列保障农村合作医疗快速推进的条例法规的颁布和实施,一定程度上也使我国医疗卫生保障事业走上制度化法治化发展轨道[97]。

三、医疗服务均等化与城乡统筹发展阶段(2002—2012)

改革开放以来,受城乡二元经济体制等因素的影响,教育、医疗等方面的发展呈现出城乡不均衡的态势,因病返贫、因病致贫成为农民脱贫致富的重要制约因素。进入 21 世纪,我国正式加入世界贸易组织,经济的高速发展对公共服务的均等化发展提出了更高要求。党的十六大首次提出"统筹城乡经济社会发展"[98]"发展城乡社会救济和社会福利事业""提高城乡居民的医疗保健水平",

这意味着我国向城乡一元统筹发展体制的实质性转变[99]。党的十六届六中全会明确指出"逐步实现基本公共服务均等化是构建社会主义和谐社会的内在要求",要"坚持公共卫生的公益性质,强化政府责任,严格监督管理,建设覆盖城乡居民的基本卫生保健制度"。党的十七大报告进一步明确了人人享有基本医疗卫生服务,强化政府责任投入。解决医疗卫生事业城乡发展不平衡问题成为实现基本公共服务均等化的重要任务。

第一,重建合作医疗制度。为妥善解决人民群众"看不起病"的问题,党和国家启动了新一轮医药卫生体制改革的新尝试,强化合作医疗等基本医疗保障制度在组织和资金支撑方面的"政府责任"[100],突出医疗卫生事业公益性的特点,通过政府公共财政补助解决因农民收入不足导致参合率较低的问题,提升合作医疗的基础覆盖面,进而促进城乡统筹发展,提升医疗服务的均等化程度。2002年10月,中共中央、国务院印发《关于进一步加强农村卫生工作的决定》,提出"各级政府要积极组织引导农民建立以大病统筹为主的新型农村合作医疗制度,重点解决农民因患传染病、地方病等大病而出现的因病致贫、返贫问题""政府对农村合作医疗和医疗救助给予支持"。2003年,国务院出台了《关于建立新型农村合作医疗制度的意见》,新型农村合作医疗制度在全国范围内开始试点。从2006年起,各级政府开始大幅提升新型农村合作医疗的人均补助标准。截至2012年,城镇职工医保、新农合、城镇居民医保"三条骨架"已经形成,参保人数总和已达到全国总人口的99.5%[101],我国已基本建立覆盖全民的医疗保障制度,极大地保障了农村居民医疗服务需求。

第二,推进医疗卫生服务均等化水平。进入21世纪,政府高度重视医疗卫生服务的均等化发展。2009年,国务院印发《关于深化医药卫生体制改革的意见》,提出:"建立健全覆盖城乡居民的基本医疗卫生制度,为群众提供安全、有效、方便、价廉的医疗卫生服务。"基本医疗服务均等化成为新一轮深化医改的重要目标。同年,国务院发布的《医药卫生体制改革近期重点实施方案(2009—2011 年)的通知》进一步明确了新一轮医疗改革工作的五项重点任务,包括"推进基本医疗保障制度建设,健全基层医疗卫生服务体系,促进基本公共服务均等化,推进公立医院改革试点"。为了确保基本医疗服务均等化的改革目标真正落实,政府部门不断加大对农村地区、老少边穷地区的资源倾斜。2008 年,卫生部、财政部联合下发《关于做好 2008 年新型农村合作医疗工作的通知》,指出新农合补助标准要重点支持老少边穷地区,保证资金足额到位。2009 年,政府在农村地区投入 16.1 亿元以改善农村卫生环境[102],随着新一轮医药卫生体制改革的不断推进,医疗服务的城乡差距逐渐缩小,医疗卫生服务均等化进程进一步加快。

四、县域医疗卫生现代化与医共体建设阶段(2012 至今)

2012 年,我国已经进入了全面建成小康社会的决定性阶段,经济发展进入新常态,但发展的不平衡不充分问题依然十分突出,城乡发展差距仍然较大,社会保障制度仍然面临可持续性挑战[103]。新时期,我国社会主要矛盾已经转化为人民日益增长的美好生活需要和不平衡不充分的发展之间的矛盾[104],人民对美好生活的向往也使党和国家对医疗卫生事业的发展提出了更高要求,推动医药卫生体制改革走向新阶段,该阶段以全面健康作为基础,要进一步深化医药卫生体制改革,推进医疗卫生走向现代化。

党的十八大以来,以习近平同志为核心的党中央把维护人民健康摆在更加突出的位置。党的十九大报告明确提出"实施健康中国战略"。伴随着信息时代和大数据时代的来临,党的十九届五中全会提出,要"加强数字社会、数字政府建设,提升公共服务、社会治理等数字化智能化水平"。大数据、人工智能等数字技术的发展深刻影响着人民的生产生活,改变着人民的生活方式,数字化技术已成为社会治理的重要方式。

在此背景下,基层医疗卫生服务有了进一步的优化和发展,基层医疗卫生体系效率有了进一步提高,主要表现在以下两个方面。

第一,重塑分级诊疗制度,积极探索并推广县域医共体建设。长期以来,受制于基层医疗卫生体制和县域经济社会发展水平,基层医疗服务机构能力薄弱,医疗资源分布失衡状况严重[105],基层医疗机构与上级医院互动关系复杂,县域医共体通过县、乡、村三级医疗服务机构的协同合作,促进不同层级医疗机构之间的人力资源的有序流动和诊疗信息的互联互通,成为推进基层分级诊疗制度,提升基层医疗服务能力的重要抓手。2013 年,我国开始在全国范围内探索建立城市地区医疗联合体。2015 年,国务院发布《关于推进分级诊疗制度建设的指导意见》,提出要以"强基层"为重点完善分级诊疗服务体系,通过组建医疗联合体,提高基层医疗卫生服务能力。2016 年,"县域医共体"正式在国家文件中出现。2019 年,国家卫健委发布《关于开展紧密型县域医疗卫生共同体建设试点的指导方案》,开展医共体建设试点工作。截至 2022 年,全国已组建4000 多个县域医共体,常见病与多发病的县域内就诊率超过 90%[106],对于促进优质医疗资源下沉基层,优化医疗资源结构布局,进而增强农村基层医疗卫生的保障性和公平性都有积极的推动作用。

第二,推进家庭医生签约服务和"互联网 + 医疗健康"发展。家庭医生签约服务是基层医疗卫生服务的重要组成部分。一方面,家庭医生可为签约居民提供健康咨询、慢性病随访、疾病预防等针对性健康管理服务,满足差异化的健康服务需求,提升居民健康素养;另一方面,家庭医生通过日常诊疗服务全方位掌握签约居民身体健康状况,为签约居民提供预约就诊和智能分诊服务,对于规范就医秩序起到一定积极作用。为支持家庭医生签约服务发展,2016 年,国医改办发布《关于印发推进家庭医生签约服务指导意见的通知》,提出在 200 个公立医院综合改革试点城市开展家庭医生签约服务,并力争在 2020 年基本实现家庭医生签约服务制度的全覆盖。截至 2021 年,全国已有 143.5 万名家庭医生为签约居民提供服务[107]。此外,数字医疗技术也给卫生事业管理方式的变革注入新活力。2018 年,《关于促进"互联网 + 医疗健康"发展的意见》提出要应用互联网等信息技术拓展医疗服务空间和内容,建立线上线下一体化医疗服务模式。现代信息技术在医疗领域的应用可辅助实现医疗资源上下贯通,为居民提供预约诊疗、双向转诊、远程医疗等服务,提高居民健康素养,提升基层医疗服务能力和效率。

第二节　我国县域医疗卫生服务体系的发展规律

一、坚持党的领导是县域医疗卫生发展的根本保证

党的领导是县域医疗卫生事业发展的根本保证,中国医疗卫生事业的发展,关键在党。革命战争年代,在极端困难的情况下,党的卫生机构和卫生人员依然千方百计地救治伤员病员,想方设法医治百姓疾患。经过浴血奋战,党团结带领各族人民建立了新中国,三大改造完成后,社会主义制度的确立为我国医疗卫生事业的发展奠定了制度和组织基础。为改善人民健康状况,在疾病丛生、缺医少药的情况下,党和国家通过三级医疗卫生服务网络、爱国卫生运动、农村合作医疗三项重要举措建立初级医疗卫生保健制度,以卫生总费用的 20% 解决了占全国总人口 80% 的农村居民的医疗保健问题,创造了"最小投入,最大

健康收益的中国模式"。改革开放之后,为解决群众"看病难、看病贵"的问题,持续深化医药卫生体制改革。党的十八大以来,以习近平同志为核心的党中央强调把人民健康放在优先发展的战略位置,走出一条具有中国特色的卫生事业发展道路。历史和现实告诉我们,只有毫不动摇坚持和加强党的领导,才能战胜一切艰难险阻,确保卫生健康事业不断取得新的胜利。

二、以人民健康为中心是县域医疗卫生发展的价值遵循

中国共产党的性质、宗旨决定了医疗卫生事业发展方向必须蕴含人民情怀,以人民健康为中心的价值遵循是党的人民情怀重要传承,也是遵循时代性和人民性的必然选择。一方面,以人民健康为中心的价值遵循为县域医疗卫生事业的发展提供坚实的群众基础,中华人民共和国成立初期,在缺医少药、百废待兴的情况下,为消除常见传染病和一般性疾病开展的爱国卫生运动就是通过群众路线带来的集体效能实现的[108],之后展开的"除四害""两管五改""推广疫苗接种"等运动,都离不开源源不断的群众力量的支持。另一方面,根据时代条件和社会经济发展不断调整的以人为本的价值内涵,不断推动基层医疗卫生体系的动态演进。中华人民共和国成立初期,物质条件极为匮乏,人民生活极度贫困,在医疗卫生资源十分有限的情况下,通过建立县、乡、村三级医疗卫生服务网络、农村合作医疗制度和赤脚医生制度,为基层群众提供基本医疗保障,有效降低了群众疾病感染率,最大限度地保障了人民生命安全。改革开放以来,为适应经济社会发展的需要,缓解群众"看病难、看病贵"的问题,将"强基层"作为卫生事业发展的重点,持续深化医药卫生体制改革,不断健全基层医疗卫生服务体系[109]。"人民健康"这个最大公约数不仅是县域医疗卫生发展的价值遵循,更是国家治理体系和治理能力现代化的重要保障,可持续转化为人民群众的获得感和幸福感。

三、城乡融合发展是县域医疗卫生发展的关键路径

城乡融合发展是中国式现代化的重要特征,城乡医疗卫生服务体系的建立使得国家医疗卫生资源真正为人民群众服务。中华人民共和国成立初期,为解决基层群众缺医少药的问题,我国遵循"低水平、广覆盖"的原则建立具备福利性质的医疗保障体系,根据城市农村经济发展具体情况,在城市地区推行公费医疗制度和劳保医疗制度,在农村地区则依托人民公社建立合作医疗制度和赤脚医生制度,初步建立覆盖城乡的医疗保障体系;改革开放以来,针对农村医疗卫生工作基础薄弱的情况,主张恢复和重建农村合作医疗制度;进入21世纪,为贯彻落实科学发展观,统筹城乡经济社会发展,逐步建立以大病统筹为主的新农合制度,与城镇居民医保、城镇职工医保共同构成我国全民医保的"三条骨架";党的十八大以来,医疗服务改革致力于进一步提升农村基层医疗服务能力,促进优质医疗资源下沉,探索并推广县域医共体建设,进一步优化农村基层医疗服务机构布局,切实提高农村医疗服务的有效性和可及性,促进城乡融合发展。

四、现代信息技术嵌入与应用创新是重要的助推力量

现代信息技术的嵌入与应用创新是加快医疗资源上下贯通、创新医疗服务模式、提高基层医疗服务能力和效率的"加速器"。一方面,现代信息技术的快速发展与应用打破了医疗机构对专业健康知识的垄断[110],拓宽了居民获取健康知识的渠道,有助于普及健康生活方式,提升居民自我健康管理能力和健康素养[111];另一方面,大数据、人工智能等技术手段的应用,可在医共体内部提供面向基层的远程会诊、远程心电诊断和远程影像诊断等服务,将专业医疗资源

输送到农村地区,辅助实现信息互联互通和业务高效协同,有助于构建有序的分级诊疗格局,提高基层医疗服务的可及性[112]。2017 年,国务院办公厅发布的《国务院办公厅关于推进医疗联合体建设和发展的指导意见》指出,要"充分发挥信息系统对医联体的支撑作用,结合建立省、市、县三级人口健康信息平台,统筹推进医联体相关医院管理、医疗服务等信息平台建设,实现电子健康档案和电子病历的连续记录和信息共享,实现医联体内诊疗信息互联互通"。2023 年,国家卫生健康委等 10 部门联合发布的《关于全面推进紧密型县域医疗卫生共同体建设的指导意见》进一步指出,要"统一县域医共体内信息系统,加强数据互通共享和业务协同,推动人工智能辅助诊断技术在县域医共体内的应用。将远程医疗延伸到乡村,推行基层检查、上级诊断、结果互认"。在一系列支持"互联网 + 医疗健康"发展政策的配套支持下,医共体内部逐渐搭建起智能化慢性病管理信息平台、签约居民互动信息平台和人口健康信息平台,建立起医防协同和信息共享机制,为县、乡、村三级医疗机构数据互联和服务协作提供支持保障的同时,有效提升基层医疗服务质量和运行效率。

第三节　彭阳县健康治理的历史传统与现实基础

一、彭阳县历史演变

彭阳地处宁夏回族自治区南部山区,早在秦朝就建立朝那县,是今宁夏境内最早的行政建制。明时废州省县,并入固原县。1949 年 8 月,彭阳全境解放,仍为固原县管辖范围。后历经区、乡等建制更换,于 1963 年在县境设立彭阳、王洼两区,辖 14 个人民公社,基本奠定今县境范围。1983 年 10 月,彭阳县重设县制,辖 15 个乡,159 个行政村,1339 个村民小组①。

(一)历史悠久的彭阳

早在 3 万年前就有人类在红河、茹河流域繁衍生息,大约五六千年前,华夏民族的祖先华胥伏羲部落就在这里生活过,创造了人类早期的文明。县境内已挖掘到的新旧石器时代文化遗址,也证明了彭阳及六盘山周边地区确是古人类生活的家园。昭襄王三十五年(前 272),宣太后诱杀义渠戎王,秦灭义渠国,于其地设北地郡,以今彭阳境内的朝那邑为中心置朝那县(今古城镇),县境长城遗迹即为朝那县北缘。明孝宗弘治十五年(1502)升开成县为固原州,并移治原州故址(今原州区),县境属固原州辖地。1934 年,实行乡镇保甲制,县境有城阳、草庙、万安三乡。1940 年,县境设王洼镇、城阳乡、万安乡、张化乡。1945 年重设区制,县境属第二区和第三区。1949 年后,彭阳为固原县彭阳区、彭阳公社驻地,1983 年 7 月 29 日,经国务院批准,划固原县东部彭阳、王洼两区成立彭阳县②。

(二)红色厚重的彭阳

彭阳县位于宁夏南部六盘山区,素有"关中屏障,秦陇咽喉"之说,其战略地位十分重要,自古为兵家必争之地。在彭阳这片热土上,党领导各族人民留下了民族解放和新中国诞生的诸多壮丽篇章。北伐时期,1925 年 10 月,李大钊、赵世炎、陈乔年等人在北京成立"中共北方区执行委员会",分析了中国北方复

① 彭阳县地方志编纂委员会.彭阳县志(上卷)[M].兰州:甘肃文化出版社,2011:189.
② 彭阳县地方志编纂委员会.彭阳县志(上卷)[M].兰州:甘肃文化出版社,2011:173 - 177.

杂的政治形势,决定采取联合冯玉祥领导的国民军,打倒段祺瑞和张作霖的策略。1926年3月20日,冯玉祥在李大钊的安排下,赴苏联考察学习。1926年12月下旬,冯玉祥到达固原,中共党员刘伯坚和政治部下属机关的共产党员到达固原后,积极开展各种革命宣传活动。1927年2月底,邓小平一行乘坐给冯玉祥部队运送子弹的汽车,从苏联出发到宁夏城,2月底,邓小平与中共党员王一飞,《中山日报》的刘贯一,西北军事政治干部学校的彭桂林、孔广耀一同前往西安,途经固原市了解固原情况,宣传革命道理①。

　　1932年9月,中共陕西省委派出干部在固原县蒿店镇(今属泾源县)发动兵变,兵变后在彭阳境内创建中国工农红军陕甘游击队第七支队,这是党在宁夏创建的唯一一支红军。1935年10月5日至10日,中国工农红军第一方面军翻越六盘水过境彭阳,在彭阳开展了青石嘴突围战和打石沟伏击战。10月7日,毛泽东住进小岔沟(今彭阳县古城镇小岔沟村)张有仁家的土炕,10月8日晚,毛泽东、张闻天、周恩来、王稼祥、博古等中央领导住在乔家渠乔生魁家的院子里,这天夜里,毛泽东写下了《长征谣》。12月的一天,毛泽东挥笔写下了《清平乐·六盘山》这篇著名的辞章。80多年来,"不到长城非好汉"的长征精神激励着一代又一代的六盘山儿女不断进取,开拓创新。1936年6月初,红一军团解放了宁夏省豫旺县毛居井、梨花嘴和甘肃环县及彭阳东部、北部甘城、庙儿掌、车道坡、万安等广大地区。根据中共中央关于扩大和巩固陕甘宁苏区的方针,中共陕甘宁省决定以庙儿掌为中心筹建固北县,7月,中共固北县委成立,其首要任务是维护抗日民族统一战线,做好统战区的民族统战工作。1936年6月3日,西征左路军红一军团第四师解放了彭阳东部三岔、殷家城、马渠、孟庄、演武和镇原县方山、黑渠口等乡镇,9月,红二十九军一部进驻三岔,开展建立政权

---

　　① 彭阳县委党史和地方志研究室. 中国共产党彭阳历史第一卷(1921－1949)［M］. 北京:中共党史出版社,2021:6－9.

组织、巩固扩大苏区工作①。

抗日战争时期,陕甘宁边区是全国抗日根据地的大后方,中共中央所在地。彭阳作为陕甘宁边区的重要组成部分,在中共中央和边区政府领导下,发扬爱国主义优良传统,捐款捐物支持抗战,与国民党反共活动进行有理、有利、有节的斗争,为抗日战争胜利做出了重要贡献②。

解放战争时期,中共海固工委、中共镇固工委(成立前为中共平东工委)和中共镇原县委在彭阳境内不同地域都有活动。1946年8月,王震率中原野战军主力之一部向陕甘宁边区陇东一带靠近,遭国民党重兵拦截。9月初,根据中共甘肃工委指示,中共陇南特委、海固工委、平东工委共同组织带领武工队向南突袭,牵制敌人,迎接王震部。9月下旬,开辟万安游击区,建立中共万安区委,受中共镇原县委领导③。1949年7月31日,第一野战军十九兵团六十四师及其配属六十三军一八八师和六十五军骑兵六师二旅追击到任山河,与败退到任山河一带防守的国民党宁夏兵团马光宗十一军及其配属贺兰军马英才二五七师对峙,8月1日彭阳解放,六十四军派10余名解放军战士到境内王洼等地,协助地方开展接管工作④。

在长期的革命斗争中,无数革命前辈在彭阳这片热土战斗的光辉历史,给我们留下了许多宝贵的革命遗址遗迹,诸如小岔沟、乔家渠毛泽东长征旧居,任山河战斗遗迹及烈士陵园,红河、小园子地下党支部旧址,峁堡地下交通站等。

① 彭阳县委党史和地方志研究室. 中国共产党彭阳历史第一卷(1921 – 1949)[M]. 北京:中共党史出版社,2021:6 – 42.

② 彭阳县委党史和地方志研究室. 中国共产党彭阳历史第一卷(1921 – 1949)[M]. 北京:中共党史出版社,2021:67.

③ 彭阳县委党史和地方志研究室. 中国共产党彭阳历史第一卷(1921 – 1949)[M]. 北京:中共党史出版社,2021:108 – 109.

④ 彭阳县委党史和地方志研究室. 中国共产党彭阳历史第一卷(1921 – 1949)[M]. 北京:中共党史出版社,2021:133 – 138.

二、皇甫谧故里及其中医药文化传统

（一）皇甫谧简介

皇甫谧，今宁夏回族自治区固原市彭阳县古城镇人，是我国东汉、魏晋时期著名的哲学家、文学家、医学家。后人曾云："考晋时著书之富，无若皇甫谧者。"他生于东汉，长于曹魏，没于西晋那个"最痛苦的年代"（宗白华语）[113]。他以坚忍的精神专心著书，一生以著书为业，他学识渊博，在医界颇负盛名。他留下了许多宝贵的文学、史学、中医药学文献巨作，他所编著的《针灸甲乙经》，奠定了他针灸鼻祖的地位。皇甫谧自幼被过继给叔父，后随着叔父一家迁居至新安（今河南渑池），40 岁时回到朝那故居。他一生淡泊名利，一生隐居务农，后因风痹疾卒于晋太康三年（282）。

皇甫谧家族依军功而兴，在东汉时期为安定郡名门望族，二十岁之前的皇甫谧非常不懂事情，也没有什么志气，但对他的叔母却非常孝敬。在皇甫谧年轻的时候发生了一件对他影响很大的事情，据《孝经》上说，叔母对皇普谧提出："你已二十余岁眼里无规矩，心中无道理，你拿什么安慰我呢？昔孟母三迁，曾父烹豕，均教子有方，你行事无度，难道是我不善择邻、不善教育的缘故吗？修身笃学，受益的是你自己，我能得到什么呢？"[114]这番话对皇普谧的影响很大，此后，皇甫谧幡然醒悟，奋发图强。

（二）皇甫谧对中医药发展的贡献

皇甫谧清心寡欲，不慕功名利禄，喜过清贫耕读的生活，完成了影响国内外中医针灸学发展的名著——《针灸甲乙经》。《针灸甲乙经》原书据《素问》《灵枢》及《明堂孔穴针灸治要》三书合撰而成，故原书中已将以上三书分类调整，重新组合,不再引《素问》等三书之名。《医经正本书》曰:"太医令掌诸生医疗之法,诸生读《黄帝素问》《灵枢》《针灸甲乙经》《脉经》,皆使精熟,博士一试,医令承并季试也。"[115]《针灸甲乙经》是中国晋代以前针灸学成就的总结性文献。《针灸甲乙经》自西晋太康三年刊行之后,历代有过多次翻刻,但元代以前的刻本今已无存,我们现在所能见到的只有明以后的刻本。国内所藏明刻本中主要有医统正脉本、嘉靖本和正统本。医统正脉本是经过吴勉学校勘过的版本,也是最通行的版本。嘉靖本错字较少,但流传不广。正统本与一般通行本出入较大。公元701年,日本在《大宝律令》中明确规定《针灸甲乙经》为医者必读的参考书之一。日本保存有不少中国已经失传的《针灸甲乙经》珍贵版本,如明蓝格抄本。明蓝格抄本分12卷,据考证当成书于明末清初,于清朝后期流入日本,现藏于日本静嘉堂文库中。

三、彭阳县健康治理的现实基础

(一)健康事业发展的经济基础愈加坚实

1983年10日,彭阳境内相沿了自明代洪武二年(1369)中断的县级建制,成立了彭阳县。彭阳建县前,群众固守着以农为业的传统,虽然终年辛劳,却不得温饱。建县初的10年里,全县干部、群众意气风发、艰苦创业,经济建设和各项社会事业以前所未有的良好势头迅速发展:1993年,完成地区生产总值13642万元,增长4.1倍,年均递增11.7%;地方财政一般预算收入达240.8万元,增长2.1倍,年均递增12.1%;农民人均纯收入达286元,增长42倍,年均递增17.9%。正常年景下不得温饱的贫困户由30%下降到10%左右。全社会固定资产投资累计达到16569万元,是建县前彭阳境内34年累计投资的49倍,为经济社会的长足发展奠定了基础。到2003年彭阳建县20周年之际,全县地区生产总值、地方财政收入和农民人均纯收入均创历史最高水平,分别达到 39848 万元、1006 万元、1233 元,是 1993 年的 2.9 倍、4.2 倍和 4.3 倍。彭阳县整体经济呈现出较快增长的良好态势,1998 年在宁南山区率先实现了基本解决温饱的目标,2002—2003 年跻身于全国县域经济基本竞争力提升速度最快的 100 个县之列。2019 年是中华人民共和国成立 70 周年,也是彭阳县实现脱贫摘帽的决胜之年。这一年,彭阳县坚持精准扶贫精准脱贫基本方略,举全县之力打硬仗攻难点,强产业稳增收,夯基础补短板,建机制兜底线,并于 2019 年 4 月,经自治区人民政府批准,退出贫困县序列,实现高质量脱贫,一举摘除戴了三十多年的贫困县帽子。2023 年全县实现地区生产总值 901279 万元,按不变价格计算,比上年增长 4.0%。其中,第一产业增加值 167300 万元,增长 3.8%;第二产业增加值 345045 万元,增长 4.9%;第三产业增加值 388934 万元,增长 3.3%。三次产业结构为 18.6∶38.3∶43.1。按平均常住人口计算,全县人均地区生产总值 55876 元,按不变价格计算,比上年增长 3.8%[①]。

(二)绿色发展引领经济社会高质量发展

近年来,彭阳县聚焦巩固拓展脱贫攻坚成果同乡村振兴有效衔接,立足生态资源禀赋,探索"山林＋"改革,全面推进生态振兴,实现植绿增绿与群众增收共赢。彭阳县曾荣获全国生态建设突出贡献奖,多次荣获"国家卫生县城"称号。其坚持绿色发展道路的主要举措包括:一是生态提升,植绿护绿促增收。实施科学造林绿化,鼓励农户积极参与绿化造林和森林资源管护,以项目实施带动农户务工增收、以资源管理带动农户就业增收。2022 年绿化造林 15.75 万亩,解决就近务工 1500 人,其中脱贫人口 300 人,人均增收 2 万元;聘用生态护

[①]　数据来源于《彭阳县县志》及《彭阳县 2023 年国民经济和社会发展统计公报》。

林员 1090 名,人均年增收 1 万元;为 3 万户群众发放退耕还林补助资金 3200 万元,户均增收 1000 余元。二是盘活经营,挖潜赋能促增收。打破国有、集体、林场单一传统营林模式,采取"公司(国有林场)+合作社+基地+农户"模式,发展林下中药材 20.8 万亩、生态鸡 95.5 万只、中华蜂 1.6 万箱,林下经济产值达到 2 亿元,联农带农 1.2 万余户,户均增收 2500 元。引进企业,流转山林地 8410 亩,栽植优质经济林苗木 90 余种,辐射带动周边群众就近务工 150 余人,人均增收 2 万余元。引导 832 户低收入农户集中开展林产品采摘销售,户均增收 1184.6 元。三是因户施策,培强特色促增收。激发脱贫群众发展内生动力,充分利用农户房前屋后闲置土地,大力发展以红梅杏为主的特色庭院经济林,推进果园、菜园、花园"农户三园"建设,栽种红梅杏、苹果、花椒、核桃等经果林 3 万亩,实施低产山杏高接改良 0.5 万亩,利用六盘山山花节、红梅杏采摘节等活动载体,采取线上线下多元销售方式,销售红梅杏 1650 吨,产值 4600 余万元,带动农户年均增收 3800 元。四是融合发展,延链扩链促增收。聚焦一、二、三产融合发展,培育林业专业合作社 120 家,打响红梅杏、朝那鸡等国家地理标识产品品牌。招商引进林产品加工企业 3 家,延长林产品产业链,多渠道带动农户增收 7200 万元,其中带动脱贫户增收 2700 万元、户均增收 1830 元。打造生态旅游线路 3 条、景点 5 个,持续擦亮山花节、梯田节等生态旅游品牌,实现社会综合收入 4 亿元。全面完成 175 万亩山林地界定确权,探索实施林业碳汇项目,预计每年可稳定增加政府财政收入 500 万元。①

(三)健康服务能力和群众健康水平不断提升

1983 年建县初,全县有彭阳、王洼两所中心卫生院和 12 所乡镇卫生院、189

---

① 彭阳县人民政府官网. 彭阳县全面推进生态振兴释放绿色发展活力[EB/OL]. https://www.pengyang.gov.cn/xwzx/zwyw/202306/t20230606_4135286.html.

名工作人员、93 张床位,业务用房破旧,设备缺乏,专业技术人员少,村级医疗卫生条件十分落后。基本医疗仅靠听诊器、血压计、体温表"老三件"。2009 年年底,有县医院、中医医院、妇幼保健所、疾病预防控制中心、卫生监督所 5 个县级医疗卫生机构,乡镇卫生院 15 所(包括石岔、沟口、崾岘保留的原乡级卫生院),政府街、友谊街城市社区服务站 2 所,标准化村级卫生室 169 所。

2023 年末全县共有各类卫生机构 19 个,其中,医院及卫生院 16 个,妇幼保健院 1 个,卫生防疫站 1 个,卫生监督所 1 个;有村卫生室 156 个,个体门诊部(所)14 个。卫生机构人员数 2032 人,其中,卫生技术人员 1165 人,中医师 69 人,西医师 349 人,护师 326 人,中(西)药师 35 人,检验师 33 人,其他技师 55 人。全县医疗卫生机构实有床位 800 张。农村自来水普及率 100%,农村卫生厕所普及率 65%。[①]

第四节　彭阳县县域医共体协同治理的实践样态

一、彭阳县县域医共体基本信息

2019 年,彭阳县被国家列入全国 500 个紧密型县域医疗卫生共同体建设改

---

① 数据来源于彭阳县人民政府官网。彭阳县 2023 年国民经济和社会发展统计公报[EB/OL]. https://www.pengyang.gov.cn/xxgk_13872/zfxxgkml/zdlyxx/tjxx/202406/W020240606570544813546.pdf

革试点县,11 月,以县人民医院为龙头,县中医医院、县妇幼保健院、县疾病预防控制中心、12 个乡镇(中心)卫生院和 2 个社区卫生服务中心为成员单位的县域医疗服务共同体成立,健康总院设在县人民医院,医共体具有独立法人地位。在县公立医院管理委员会的领导下推进县域紧密型医共体建设,总院党政班子设置 8 人,其中党总支书记 1 名(兼任院长),副书记 1 名(兼任常务副院长),副院长 5 名,总会计师 1 名,现有职工 1182 人(在编 634 人、编外 548 人),其中专业技术人员 1089 人,开放床位 852 张。

彭阳县医共体组织结构见图 2 – 1。

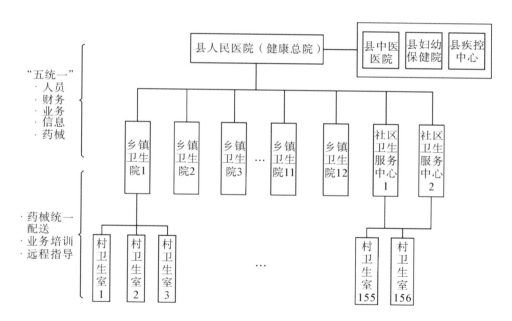

图 2 – 1 彭阳县医共体组织结构图

二、彭阳县医共体协同治理的主要内容

(一)建立资源统一管理和共享制度

在"集中组建,分步推进"的思路下,彭阳县制定了《彭阳县医疗服务共同体试点工作实施方案》《彭阳县医共体运行管理办法(试行)》等政策文件,按照"七不变、五统一"的原则推进人力资源、医疗业务、财务、药品耗材的统一管理,不同层级的医疗服务机构通过健康信息平台实现资源的统一分配和共享,乡镇卫生院原有的机构属性、岗位设置、财政支持措施保持不变,但其绩效分配由医共体统一实施。

健康总院依托 5 大管理中心及其他业务中心,对各医疗卫生机构提供统一业务指导、技术服务和诊疗检查;制定《彭阳县医疗健康总院医疗质量统一管理实施方案》,成立全县医疗质量与安全管理委员会,负责同质化管理业务指导。

(二)实现医疗服务人才统一管理、有序流动

彭阳县制定出台《彭阳县医疗健康总院人事统一管理实施方案》等系列文件,根据资源配置需要,建立"能上能下、能出能进"的人员管理机制,先后为各分院统一聘任 54 名班子成员,统一调配使用 36 名专业技术人员,在调配使用过程中,人员身份不变,不办理人事调动手续,占用编制类型不做调整,确保专业技术人才有序流动,激发基层医务人员的工作积极性;续聘 182 名乡村医生,每年选派基层医务人员参加各类培训项目,其中 2022 年就从基层选派 25 名乡村医生和 2 名临床医生参加基层卫生人才能力提升项目培训;为了维护正常的

医疗秩序和医护人员的合法权益,为总院及各分院聘任1名法律顾问,提供相关法律服务;同时,从乡镇卫生院选拔医务人员到县级医院学习进修,提升个人诊疗服务能力。

通过制度安排,凡是晋升职称、提拔使用的医务人员都要有一定时间的基层工作经历,凡是到基层工作的医务人员每月都享受一定的工作和生活补贴。

(三)落实双向转诊制度

总院依托5大管理中心及其他业务中心,对各医疗卫生机构提供统一业务指导、技术服务和诊疗检查;落实分级诊疗及双向转诊制度,明确双向转诊标准及病种,将工作开展情况和上转患者跟踪管理纳入绩效考核;成立疾病预防控制和妇幼卫生保健两个专业指导团队,指导各分院开展公共卫生服务工作;为落实好门诊大病政策,将高血压、糖尿病认定权限扩大至基层医疗机构,门诊大病"长处方"制度同步执行。

(四)开展家庭医生签约服务

彭阳县医共体探索建立"三级团队"家庭医生签约服务模式,如表2-1所示,应用"互联网+",做实签约服务。借助第三方信息平台,建立"互联网+家庭医生服务平台",提升居民家庭医生签约服务利用效率和效果,居民可通过App实现与家庭医生团队、医院的互联互通,个人可通过App进行健康管理、健康咨询和在线问诊,通过互联网和家庭医生签约服务的有机结合,极大提升了居民参与家庭医生签约服务的积极性,也有效提升了家庭医生签约团队为居民提供健康服务的效率和水平。

表 2 –1 彭阳县家庭医生签约服务三级团队构成信息

团队类别	团队构成
一级团队（家庭医生签约服务团队）	是以县级医疗卫生机构、多镇卫生院（社区卫生服务站）、村卫生室医务人员为主体组建，由 3～5 人组成，承担签约群众健康档案建立、预约就诊、转诊服务、健康教育、健康促进、预防接种、重大疾病健康管理等工作，全县共组建家庭医生签约服务团队 162 个
二级团队（家庭医生服务指导团队）	主要由县级公立医院不同专业副高级以上职称人员组成，承担家庭医生签约服务团队的专业性指导和危重症患者绿色通道转诊，全县共成立内科、外科、妇产科、儿科、中医科等不同领域专业家庭医生服务指导团队 6 个
三级团队（互联网医院和医联体专科专家团队）	主要由银川市第一医院和互联网线上三级医院不同专业的专科医生和县级公立医院医联体医院专家组成，承担为疑难重症患者提供准确诊断和治疗方案

（五）推进健康信息化建设

彭阳县自 2017 年起开展全民健康信息化建设，为紧密型县域医共体实现信息统一管理奠定了良好的基础。根据信息统一管理需要，基于"1221"全民健康信息化县、乡、村一体化区域信息平台，健康总院制订了远程诊疗服务实施方案和考核办法。目前全县已实现医疗健康信息专网全覆盖，先后建成县域健康信息数据、远程医疗、"一码通"、线上预约、智医助理诊断、家庭医生签约服务等系统平台，目前 156 家村卫生室接入智慧监管系统。远程医疗进一步发展，目前已在健康总院建立了全县"远程影像诊断中心"和"远程心电诊断中心"，并按照"基层检查＋中心诊断"的服务模式，打通了乡镇卫生院、社区卫生服务中心和部分村卫生室的远程心电、影像诊疗终端,为乡镇卫生院、社区卫生服务中心及部分村卫生室提供及时可靠的远程诊疗服务。

发展互联网医疗,提升居民利用互联网进行健康管理、在线就诊的能力。在健康信息化建设中,开发慢病管理居民端 App,实时、动态掌握全县高血压等慢病患者的健康情况,面向居民开展各类互联网医疗的知识讲座,提升居民网上预约挂号、在线咨询、自助查询检查结果等互联网医疗服务的利用能力,提升互联网医疗发展效能。实施"小鸡蛋撬动大健康"项目,由村医结合季节变化和地方常见病,在互联网医疗平台上定期推送健康教育文章,居民通过互联网阅读文章、答对问题得积分,用积分换鸡蛋的方式,鼓励居民在线主动学习各类健康知识。

三、彭阳县医共体协同治理的主要成效

2018 年 1 月,彭阳县因其"互联网 + 健康扶贫"的实践而荣获全国"墨提斯奖"。2018 年 4 月 26 日,时任中共中央政治局委员、国务院副总理孙春兰,亲自到彭阳县进行调研,对该县在"互联网 + 医疗健康"领域的探索给予了肯定。2018 年 6 月 15 日,《人民日报》以《医院建在"云端"上》为题,对彭阳县的改革举措进行了报道。彭阳县通过"互联网 + 医疗健康"医改模式所推动的县、乡、村医疗卫生资源一体化管理、家庭医生签约服务、基层医务人员能力提升三项举措,展现了县域医共体建设的突出特点,成为 2019 年全国县域医共体试点前的先行探索。2023 年,国家开始全面推进紧密型县域医共体建设,县域医共体进入到由探索试点向全面推进、高质量发展阶段。

彭阳县目前已实现人员、财务、业务、信息、药械"五统一"的医共体管理目标。同时,彭阳县持续推进卫生信息化建设,建成了县、乡、村一体化信息平台,实现了县、乡、村信息互联互通,为构建紧密型县域医共体奠定了工具基础,为

实现全县医疗卫生信息化建设提供了有力支撑。到 2022 年 4 月,彭阳县紧密型县域医共体诊疗总人数达到 50.49 万人次,通过远程诊疗系统获得县外专家诊疗的患者超过 4000 人。全县组建家庭医生签约服务队伍 165 支,健康管理基本服务覆盖全人群;累计完成全民健康体检 7.38 万人次,参检率达到 54.98%;建立"一人一档""一病一案"的患病人群 1.1 万人,对 1.3 万名近视儿童和青少年进行了筛查[①]。全县规范管理高血压、糖尿病、肺结核和重性精神病四类慢性病率,孕产妇系统管理率,6 岁及以下儿童健康管理率,新生儿疾病筛查率,婚检率均达 90% 以上;全县孕产妇住院分娩率达 100%[②]。公共卫生服务水平明显提高,居民健康状况得到改善。

---

① 人民网.彭阳县:十年奋进路,重彩书华章[EB/OL]. http://nx. people. cn/n2/2022/1021/c192482 - 40165872. html.

② 彭阳县人民政府官网. 彭阳县五个"推进"助力医药卫生体制改革[EB/OL]. http://www. pengyang. gov. cn/xwzx/zwyw/202112/t20211224_3251623. html. 20211224.

第三章

县域医共体协同治理影响医疗服务效果的理论分析

第一节　SFIC 模型的引入与适用性分析

一、SFIC 模型的基本内涵

20 世纪 90 年代,随着现代化民主国家的发展和新公共管理运动的兴起,协同治理理论开始涌现,在快速发展的时代中,其成为解决环境污染、政府服务效率低下、贫困治理等重要问题的指导理论。公共事务的进展常常牵涉多个参与方,这就使得依赖政府、公司及非营利机构等单一治理模式无法满足社会进步和公民的需要。寻找一种新的方法或路径促进不同主体间的合作以实现共同的目标成为迫切的现实需要。但是不同主体间的利益目标差异性、关注焦点问题的不同及所具备资源和能力的不同使得多主体的合作并不是那么容易,在这种情况下,协同治理的思想和理论应运而生。安塞尔和加什最先对协同治理进行概念性界定,他们认为协同治理是一种由政府主导、多主体参与的新的管理方式，核心是为提高公共政策制定和执行的质量，由公共部门转变管理理念，邀请社会组织参与到正式的集体决策中来，参与方式主要是集体协商，这种治理方式为公共事务的发展注入了新的动力[116]。

作为当前引导全球国家治理水平提升和指导公共事务发展水平提高的概念性框架和理论模式，协同治理理论在不同领域被不同学科的学者所关注和应用，其核心是多元参与主体围绕特定共同目标进行价值共识达成和合作行动开展。一般而言，对协同治理运行过程的分析主要从系统环境、驱动因素、协同动因以及成效产出四个维度展开[117]。系统环境是指协同治理发生的宏观社会背景，特定的经济、政治、社会背景和历史、文化因素会影响到个体的价值理念和行动方式，环境与主体间协同治理会产生互动作用，在协同治理形成初期，环境会对其发生的条件产生影响，随着协同过程的深入，其也会对宏观的社会环境产生深刻的影响。驱动因素是指直接促进主体间协同合作行为产生的媒介，其主要包括在社会风险不确定性增加、组织资源逐渐减少以及创新竞争日益激烈的情况下，不同主体间为了提升风险应对能力而试图形成相互依赖和合作的主体间关系网络。协同动因在协同治理机制的运行中扮演着核心角色，是其运行的催化剂。当系统环境清晰、推动因素齐备时，参与者需跨越组织边界，进行基于原则的交流，强化共同目标，在信任、理解、内部合法性和承诺的基础上，形成强大的共同动力，进而联合起来，激活协商治理机制。成效产出则是衡量协同治理成效的关键指标，在不同的协同治理领域有所不同，这种结果一方面会对宏观的治理环境产生影响，另一方面会更新下一阶段协同治理的动因和合作方式。

SFIC 模型是协同治理理论的经典理论模型之一，由美国学者 Chris Ansell 和 Alison Gash 于 2008 年首次提出，确定了协同治理促进成功合作的关键变量和治理的实现路径,在充分考虑抽象化和现实性的结合后,共同构建了 SFIC 模型。该模型的优势在于刻画了协同治理的形成机制、协同治理的关键过程以及结果的全过程[118],包含了四个核心要素:起始条件(starting conditions)、催化领导(facilitative leadership)、制度设计(institutional design)和合作过程(collaborative process),每个要素又同时可以分解为更细粒度的变量,共同刻画协同治理的过程[119]。由于该模型所描述的协作过程本身是高度迭代和非线性的,Chris Ansell 和 Alison Gash 将其简化为一个封闭的循环,如图 3 - 1 所示。

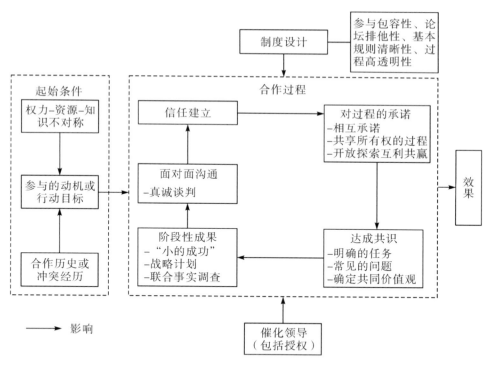

图 3 - 1　SFIC 模型要件结构图

起始条件是协同治理机制形成前多元主体面临的现实情境,一般从三个方面对其进行分析,一是各主体拥有资源及配置资源能力的差异,二是各主体的参与动机或行动目标,三是之前的合作历史或冲突经历。各主体在权力、资源、知识上的不对称,各主体合作或冲突的历史会影响主体参与协同的动机。

催化领导是促进协同治理形成的外在条件。B. Murdock 等将其视为可以把各方带到谈判桌上并指导他们合作过程的关键因素[120]。C. Ryan 在自己的研究成果中界定了协同中有效领导力的评判指标:一是对合作过程进行适当的管理,二是维持"技术权威性",三是确保合作过程可以形成可靠、有说服力且被各方普遍认可的决定[121]。可以看出,有效的领导力不但能够推动制订明确的行为准则,而且能在协同主体之间形成一种权力关系的平衡,促进各主体平等协商、合作共赢,建立相互信任的关系。

制度设计是多元主体协同合作所要遵循的制度规范,其规定了各主体的行动边界及限制条件,制度的设计要遵循参与的包容性、论坛的排他性、基本规则的清晰性和过程的高透明性"四项原则。制度设计的目的是保障进入协同程序渠道的开放性、行为准则的清晰性和合作过程的透明性。

合作过程是 SFIC 模型最重要的一部分,合作过程与其他三个核心要素共同形成一个闭环并对最后实践的结果产生决定性影响。面对面沟通可以使各主体打破偏见互相了解彼此,是协同治理过程的开端。在各主体之间建立信任能够确保各方自愿遵守协同治理规则,是协同继续推进的必要条件。各主体对合作过程投入热情的高低是决定协同最终成败的重要变量,各主体投入程度主要取决于参与协同治理的初始动机。达成共识指各主体对协同治理的最终目标达成共识,对解决问题的知识和方法也达成一致。阶段性成果指在协同治理过程的关键阶段的成果与产出,是合作过程中"小的成功",通过反馈阶段性成果,又可以推动建立信任与承诺,形成良性循环,进一步加强协同关系,达成协同治理的最终目标。

为了更好地研究协同治理的运行机理,学者们先后提出了公司协力模型、

Bryson 模型、六维协同模型等协同治理模型,这些模型在实际的应用中或多或少存在一定的缺陷,而 SFIC 模型提出之后,以其普适性很好地厘清了诸多问题的内在机制,被引入多场景的公共治理协同分析当中。如在本模型提出之后,立即被 R. Claude 应用在加拿大 Health Initiative 项目研究中[122];S. Rridiyah 和 D. Pawrtha 在社区环境卫生项目的改进中引入了该模型[123]。在中国的实践中,该模型被应用于环境治理、数字治理、扶贫、经济合作、医疗等多个研究领域,很好地体现了该模型的广泛性与普适性。

二、SFIC 模型在县域医共体协同治理研究中的适用性分析

建立医共体的本质目标是基于个体的医疗服务需求,整合不同医疗机构的医疗服务资源,提升医疗服务水平和患者满意度。其与一般医疗服务机构或组织的根本区别在于在统一制度安排下,以优化医疗保障资源和医疗服务资源配置为核心举措,建立不同主体和不同等级医疗共同参与的医疗服务制度和组织,县域医共体的建设就是以县域为服务范围进行医疗服务协同治理的过程。

利用 SFIC 模型分析县域医共体协同治理机制及效果的合理性、适用性体现在以下几个方面。

(1)协同治理以参与主体的多元性为基础。协同治理与传统一般管理模式的本质区别在于它以参与主体的多元性为基础,充分考虑了不同参与主体的利益诉求和行动逻辑,追求多元主体的目标共赢和行动一致。县域医共体涉及政府、医疗保障管理机构和不同层级医疗服务机构等不同主体,也涉及医疗服务、医疗保障等不同服务系统,共同围绕患者的医疗服务需求满足和医疗服务效果提升开展行动。县域医共体建设过程中的参与主体的多元性和建设过程的系

统性要求建立县域医共体的协同治理制度。

（2）SFIC 强调参与主体目标和理念的一致性。协同治理形成的前提是不同参与主体取得价值共识且愿意为了共同目标而付出努力。县域医共体的最终目标是满足居民的健康需求,增加人民福祉。而在县域医疗服务体系中,不同层级医疗机构的利益目标不同,利益获得方式也不同,医共体的建立需要这些主体消除隔阂,基于国家治理现代化的宏伟目标和基层医疗服务能力亟须提升的现实问题,达成共识并愿意参与其中。这样做可以提高居民就医的便利性、安全性和有效性,进而提高居民的健康水平和对健康的理解。

（3）SFIC 模型突出协同治理过程中主体行动的系统性。系统环境、驱动因素、协同动力和产出效果共同组成了协同治理的运作框架,通过该框架可以对县域医共体的产生与发展进行全面分析。首先,基层医疗服务资源缺乏与能力薄弱的现实困境是我国基层医疗卫生体制不断深化改革的宏观背景,在国家的顶层设计推动下,建立整合性的医疗卫生服务体系成为一种必然要求。同时,人口老龄化和疾病谱的变化加剧了多层次、多样化的服务需求与农村医疗服务能力不足之间的矛盾,不同层级的医疗机构之间基于宏观社会发展需求和自身发展需要开始探索相互合作的路径和模式[124];在这种驱动因素已经具备的条件下,就要寻找更加确切的驱动不同医疗服务机构开展合作的动力因素,从制度发展来讲就是要在充分了解各主体利益诉求的情况下寻找一种新的利益分配机制,既保障不同主体的发展诉求,也要有利于实现医共体发展的最终目标。最后,一旦这种协同合作机制建立,医疗服务效果就成为衡量其行动产出的重要指标。

（4）协同治理能够使公共利益最大化。在环境治理、贫困治理和医疗服务等公共事务发展领域,利益主体的多元化决定了依靠单一主体无法建立行动一致的利益共同体和实现公共目标最大化,协同治理能够整合不同利益主体的资源、协调不同主体的利益诉求,建立目标统一、行动一致的共同体。县域医共体的建设就是通过协同治理来解决之前县域医疗服务和医疗保障存在的基层医疗服务资源不足、水平不高、医疗费用增长过快、群众"看病难、看病贵"等诸多问题,实现医疗领域的公共目标最大化。

第二节　县域医共体协同治理机制分析

依据 SFIC 模型,县域医共体协同治理机制对应了模型中的合作过程内容,基于前文对彭阳县医共体协同治理实践的介绍,本节对县域医共体的协同治理机制进一步凝练和分析。从制度改革的角度来看,县域医共体的建立创新了基层医疗服务的体制机制,在制度目标、管理体制、运行机制和合作方式等方面作出了全新变革,县域医共体的核心特征就是不同层级医疗机构协同合作参与医疗服务提供的过程,对医共体协同治理内容的凝练与分析是理解其协同治理机制的关键。现有相关研究中并未对县域医共体的协同治理内容进行凝练和分析,本研究基于对彭阳县医共体建设实践的考察,凝练出资源共享、人才交流、双向转诊、家庭医生签约服务、信息平台建设和互联网医疗六个医共体协同治理的具体内容。依据制度驱动与技术赋能在医共体协同治理中的功能与作用,本研究将医共体协同治理的六方面关键内容归纳为过程协同和工具协同两个方面(图 3 - 2)。

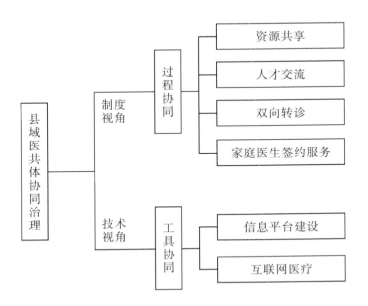

图 3 - 2　县域医共体过程协同和工具协同机制

　　县域医共体过程协同就是要实现不同层级医疗机构在具体医疗服务提供过程中紧密联系与沟通协作,围绕县域内人民群众的健康需求和提升医共体整体医疗服务能力的共同目标开展各项工作。具体包括:一是共享县域内的医疗服务资源,重点是要将县医院的优质资源通过统一管理与分配的方式传递给乡镇卫生院和村卫生室;二是实现不同层级医疗机构人员之间的流动与交流,在人力资源统一管理的基础上,通过人员在不同层级医疗机构间的流动带动基层医疗工作人员的能力提升,重点是建立县医院与乡镇卫生院、乡镇卫生院与村卫生室之间在医务人员方面的交流机制,通过人才的双向流动提升整体医疗队伍的技术水平;三是落实和提升县医院和乡镇卫生院之间的双向转诊,双向转诊是检验分级诊疗制度发展水平的重要方面,在资源共享的基础上,通过双向转诊能够充分发挥不同层级医疗机构的功能,提升乡镇卫生院的服务能力,缓解县医院的服务压力;四是不断提升家庭医生签约服务的效能,一方面加强家庭医生团队建设,为居民提供全方位的健康支持和医疗服务,另一方面是通过"互联网+"技术提高服务的覆盖面和效率,从而提升签约居民的满意度和信任感。本研究将以上四方面协同治理内容概括为资源共享、人才交流、双向转诊和家庭医生签约服务,共同属于过程协同的范畴。

县域医共体工具协同就是利用现代信息技术手段连接不同层级医疗服务机构,依托数据网络实现信息资源共享,促进主体间协同合作。在县域医共体的建设实践中,信息化技术的嵌入与应用发挥了重要作用:一方面通过统一的信息化平台建设能够实现多主体合作网络的虚拟化向信息化转变,进而便于信息和资源在合作主体间的流通,有利于加强主体间的沟通和协调;另一方面使得互联网医疗成为可能,通过信息技术的使用,群众不仅可以在线接受医疗服务,而且不同层级医疗机构共同为患者提供远程服务成为可能,提高了群众接受医疗卫生服务的空间可及性,实现了医疗服务资源供需匹配程度的提升,提高了医疗服务效果。本研究将信息技术在县域医共体建设中的应用概括为工具协同,其主要包括两方面内容:一是信息平台建设,二是互联网医疗。

当然,从彭阳县医共体建设实践来看,医共体协同治理的有效推进还离不开财务管理、医疗保障等外在条件的支持和保障,其对医疗服务效果的提升也具有重要的间接作用,通过影响医共体的利益分配制度、激励机制、医疗工作人员的工作动机和工作积极性进而影响医疗服务效果。本研究重点关注不同县级医院、乡镇卫生院和村卫生室围绕医疗服务提供所展开的协同治理内容,其对医疗服务效果产生主要的直接影响。

第三节　县域医共体医疗服务效果评价指标体系设计

一、指标体系设计的理论依据

（一）"结构－过程－结果"评价模型

美国医疗质量管理之父多那比第安（Avedis Donabedian）提出的"结构－过程－结果"（structure-process-outcome）评价模型是现代医疗质量管理领域中的经典模型之一[125]。这个模型提出了医疗质量评价的三个维度:结构、过程和结果。结构是指医疗机构的物质和人力资源,包括硬件设施、人员配备、组织结构等方面。过程是指医疗服务的实施过程,包括医疗技术的应用、医护人员的态度和行为等方面。结果是指医疗服务的效果和影响,包括病情治愈率、患者满意度、医疗费用等方面。这个模型的优点在于它从多个方面评价医疗质量,既能评价医疗机构的基本条件,也能评价医疗服务的质量和效果。在实践中,这个模型被广泛应用于医疗机构的质量管理和医疗服务的改进中。随着医疗服务的不断发展,这个模型的内涵和适用范围也在不断扩展和完善,成为医疗质量管理领域中的重要参考。

"结构－过程－结果"评价模型通常被应用于公共卫生领域,用于评估医疗卫生质量。在这个模型中,各个环节相互关联,缺一不可。首先,建立良好的卫生政策结构是确保卫生政策能够成功实施的基础条件。例如,政策的法律法规和政策支持体系,都是卫生政策结构的重要组成部分[126]。其次,卫生政策的实施过程是整个卫生政策体系的核心环节。如果卫生政策的实施过程出现问题,那么整个卫生政策体系都可能受到影响,导致卫生政策无法有效实施。在这种情况下,卫生政策的结果也很可能无法得到实现。最后,卫生政策的结果是整个卫生政策制定和实施的目标。卫生政策的结果反映了卫生政策的实际效果和影响,是评估卫生政策成功与否的重要指标[127]。如果卫生政策的结果达不到预期,就需要重新评估卫生政策的结构和过程,寻找解决问题的方法。"结构-过程-结果"评价模型的主要内容如图3-3所示。

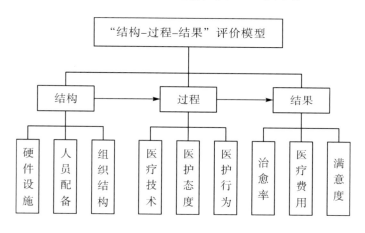

图3-3 "结构-过程-结果"评价模型的主要内容

"结构-过程-结果"评价模型在医共体中的应用,将医疗机构的管理和服务过程纳入评价体系,注重总体规划、精细化分析。对于医共体实施的效果进行全面、系统、科学地评价,有利于发现问题、解决问题,推动医共体改革与创新;同时,结合实际情况,根据医共体的特点和需求,周密制订出质量规范、详细监察和评估标准,使评估结果更加精准和有效。在评估卫生政策的效果时,需要综合考虑"结构-过程-结果"三个环节的影响,找到其中任何一个环节出现的问题。这种评价方法有助于发现卫生政策实施中的问题,帮助政策制定者制定更加有效的卫生政策,确保卫生政策能够取得预期的成效。

(二)可及性理论

"可及性",顾名思义就是指个体获得某类服务的可能程度,在宏观公共服务领域反映服务供给与个体需求之间的匹配程度。随着新公共管理运动的开展和服务型政府建设的推进,可及性成为衡量公共服务发展质量的重要指标。不同学者对可及性的研究视角和定义不同,总体来看分为两种视角:一种视角是从服务供给的角度评价公共服务的均等化等发展水平,这种观点认为公共服务可及性的发展目标与均等化相同,强调公民获得公共服务以及从中获益的公平性,坎贝尔(Campbell)将可及性定义为获得服务的可能性,通过个体的获取意愿、支付能力来衡量[128];另一种视角则侧重服务利用者对服务效果的评价,从个体需求和服务利用的角度来评价可及性,潘查斯基和托马斯(Penchansky & Thomas)建立的卫生服务可及性的分析框架包括可接受性、可负担性、适应性、可用性和可达性五个维度[129];而戴维斯(Davis)在综合考虑供给和需求的基础上,以服务质量为核心,提出了一个包含地理可及性、可获得性、经济可及性和可接受性四个维度的分析框架[130],该框架的突出特点是综合了服务提供和服务利用的双重视角,侧重评价服务发展质量,其与潘查斯基的五维度模型具有相似性,在具体维度的测量上存在交叉。这些可及性的概念框架和测量模型虽然不尽相同,但都以公民的公共服务需求和服务利用为出发点,主张通过公共服务的质量提升来满足公民多样化的需求,可及性理论为本研究构建医共体医疗服务效果的评价指标提供了理论借鉴。

(三)SERVQUAL 模型

20 世纪末,美国的服务管理研究学者帕拉索拉曼(A. Parasuraman)、泽丝曼尔（V. Zeithaml）、贝里（L. Berry）在感知服务质量的概念基础上提出了 SERVQUAL 模型，认为消费者内心期待的服务与实际体验到的服务之间的差距是衡量服务质量的重要标准[131]。通过大量调研，他们不断对服务质量评价模型进行修正，最终于 1988 年提出了 SERVQUAL 模型的评价量表[132]。修订后的 SERVQUAL 服务质量评价模型涵盖了 16 项具体指标，如图 3 - 4 所示。

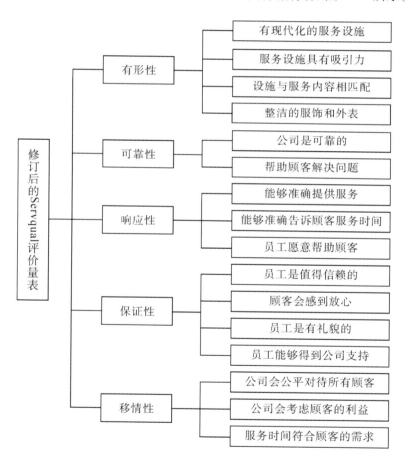

图 3 - 4　SERVQUAL 评价模型

SERVQUAL 评价模型也被广泛运用于医疗服务质量的评估中,相较于传统的满意度测评,SERVQUAL 评价模型包含维度更广泛、评价角度更全面。其中,有形性是指医疗机构所提供的设施设备、服务过程中需要使用的工具物品等;可靠性是指医疗机构能够履行承诺,为患者提供事先承诺的医疗卫生服务,且达到患者预期的效果;响应性是指医护人员能够积极回应患者的诉求,及时为患者解决困难或提供帮助;保证性指医护人员在提供医疗卫生服务过程中所表现出的专业水平、医德医风能够让患者信任;移情性指医护人员能够与患者产生共情,及时感知患者的真实需求,表现出对患者的关切,及时满足患者需求。

国内学者在研究医疗服务质量评估时也经常使用 SERVQUAL 评价模型,但在使用前,大多学者会根据不同医疗机构的服务与管理现状,对 SERVQUAL 评价模型进行改良或修正。通过梳理相关学者的研究,可以得出该模型对医疗服务效果评价指标体系的构建具有借鉴意义。马亚等根据医院质量文化的发展特点,运用专家咨询法,对 SERVQUAL 模型进行了修正,在维持原有 5 个一级指标不变的情况下,删除了 5 个二级指标,建立了医院质量文化 SERVQUAL 测评量表[133]。冯祥等运用 SERVQUAL 测评量表,从质量期望和感知视角对某市农村上消化道癌筛查的功能质量进行评价和研究,通过研究发现,筛查对象对农村上消化道癌筛查各维度服务质量均不满意,亟须采取措施弥合服务质量差距[134]。龚超等依据 SERVQUAL 模型的主要维度,将其加以扩展,构建出具有 6 个维度 31 项指标的家庭医生签约服务质量评价量表,通过对量表的内容效度、结构效度、信度等的检验,发现量表具有较好的信效度[135]。陈晨等基于 SERVQUAL 模型构建了包含 5 个一级指标、17 个二级指标、67 个三级指标的胸痛中心胸痛急救护理质量评价体系[136]。姚辰欢等以 SERVQUAL – ROST 模型为分析框架,对后疫情时代互联网医院发展现状及存在问题进行分析,并根据分析结果提出针对性的意见和建议[137]。

（四）IOM 模型

美国医学研究所（Institute of Medicine，IOM）在 2001 年提出了医疗服务质量评估模型，该模型包括安全性等 6 个旨在提升医疗服务质量的关键维度，成为 21 世纪广泛采用的质量评估范式之一[138]。这 6 个维度分别是：以患者为中心，要求医疗服务活动的开展要紧紧围绕患者个人的健康需求、价值偏好，充分遵循患者的意见和意愿；安全性，强调机构和医务工作者要保障患者的身心安全，避免一些不恰当的检查和药物的误用，以防止对患者的伤害；有效性，主要是指医生要按照临床指南和服务标准开展诊断和治疗行为，避免医疗服务的不充分和过度；及时性，强调时间层面患者获得服务的可得性，主要通过患者角度的就诊等待时间和就诊时间来衡量；效率，主要通过医疗服务的投入产出比来反映[139]；公平性，指的是医疗服务应根据患者的需求而非年龄、性别、种族、居住地或社会经济地位等因素来提供，确保具有相同服务需求的个体能够获得同等质量的医疗服务。有研究者建议，将"结构－过程－结果"评价模型与 IOM 模型相结合，可以更全面地评价质量指标体系的覆盖率[140]。

二、指标体系设计的思路和方法

"结构－过程－结果"模型侧重强调从宏观医疗服务的供给角度客观评价医疗服务质量，以保障医疗服务有效开展的各类资源和要素的发展水平为评价标准；而其他三个模型侧重从个体需求的满足程度和主观满意度评价医疗服务效果，以患者的主观感知为评价标准，对其具体评价指标进行对比发现存在如及时性、有效性等共同要求。这些理论和模型对评价县域医共体的医疗服务效果具有重要的指导和借鉴意义,但不完全适用于中国县域医疗服务体系发展的现实情境和群众对医疗服务的需求偏好,尤其是以个体主观感知为标准的评价体系构建需要充分考虑群众的就医行为选择和对医疗服务的期望。

本研究在上述理论的指导下,采用扎根理论的方法对城乡居民、政府工作人员、医疗机构工作人员关于医共体医疗服务效果评价的访谈资料进行分析,通过开放式编码、主轴编码、选择性编码及饱和度检验四个关键步骤,最终构建包括有效性、安全性、可及性和经济性四个维度的县域医共体医疗服务效果评价指标体系。

第四节　县域医共体协同治理影响医疗
服务效果的理论分析框架

一、理论分析框架

本研究从分析县域医共体协同治理的内涵出发,以 SFIC 模型为基础,基于对彭阳县医共体治理实践的分析,从制度视角和技术视角将县域医共体协同治理的具体内容划分为过程协同和工具协同两个方面,采用扎根理论的方法构建县域医共体医疗服务效果评价的指标体系,最终构建县域医共体协同治理影响医疗服务效果的理论分析框架,如图 3 - 5 所示。

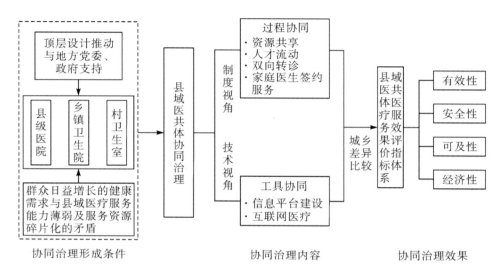

图 3 – 5　县域医共体协同治理影响医疗服务效果的理论分析框架

二、理论分析框架验证策略

(一)分析思路

本研究以解决"县域医共体医疗服务效果如何? 如何通过加强协同治理提升县域医共体医疗服务效果?"这两个核心问题为出发点,依据 SFIC 模型中"协同治理起始—协同治理形成—协同治理效果"的逻辑,重点研究县域医共体协同治理对医疗服务效果的影响,具体包括以下几方面。

首先,评价县域医共体医疗服务效果。首先从医共体建设历程的角度,基于客观统计数据,对医共体建设前后(2017—2022)医疗服务相关指标的变化情况进行分析,然后在借鉴 SERVQUAL 模型、可及性理论和 IOM 模型的基础上,采用扎根理论的方法收集访谈资料,构建医疗服务效果评价指标,利用问卷调查数据和统计分析方法进行医共体医疗服务效果评价和分析,同时进行县域医共体医疗服务效果的城乡比较。

然后,验证与解释过程协同和工具协同对县域医共体服务效果的影响,二者关系是探索提升紧密型县域医共体医疗服务效果的关键步骤。研究在构建县域医共体协同治理对医疗服务效果影响的理论分析框架时,结合彭阳县的发展实践和国家政策文件,从制度和技术两个视角对协同治理的关键机制进行识别和划分。基于理论分析框架,利用来自彭阳县城乡居民的社会调查数据,分别验证过程协同和工具协同对医共体医疗服务效果的有效性、安全性、可及性和经济性的影响,并对这种影响的城乡差异进行比较和讨论。

最后,提出加强县域医共体协同治理,提升医疗服务效果的对策建议。基于县域医共体医疗服务效果的评价结果和对影响县域医共体医疗服务效果协同要素的识别,提出提升县域医共体医疗服务效果的对策建议。

(二)研究方法

 半结构化访谈与扎根理论方法

对彭阳县分管健康工作副县长、卫健局局长、健康总院院长进行了半结构化访谈,并召开由公立医院代表、乡镇卫生院代表及村医代表参加的专题座谈会,以收集彭阳县医共体建设的一手资料,了解各主体参与医共体协同治理的情况;分城乡对居民进行半结构化访谈,了解个体对县域医共体协同治理的感知情况和对医疗服务效果的感受和评价,基于对访谈资料的整理,采用扎根理论的方法构建县域医共体服务效果评价的指标体系,该方法主要在第四章使用。

问卷调查法

基于访谈资料和扎根理论的结果设计调查问卷,采用分层抽样与随机抽样相结合的抽样方法对城乡居民进行问卷调查,按照量表开发的一般流程,问卷调查分为预调研和正式调研两个阶段,问卷调查内容主要包括个体的人口、经济和社会信息,个体对县域医共体过程协同和工具协同的评价,个体对县域医共体医疗服务效果的主观评价。问卷由经过统一培训的调研团队在当地卫健部门工作人员的协助下(主要协助与当地居民方言的翻译交流、具体情况的准确描述与记录)进行入户调查,在群众填写问卷的过程中给予及时的答疑指导,以匿名方式填写并当场回收。

 统计分析方法

采用探索性因子分析和验证性因子分析进行医共体医疗服务效果评价的量表开发,采用描述性统计分析方法评价县域医共体医疗服务效果,采用回归分析方法验证过程协同和工具协同对医共体医疗服务效果的影响。实证章节中的研究内容与具体研究方法见表3-1。

表3-1 实证章节研究内容与研究方法

章节安排	研究内容	研究方法
第四章	宏微观视角相融合的县域医共体医疗服务效果评价	扎根理论、探索性因子分析、验证性因子分析、描述性统计分析
第五章	县域医共体过程协同对医疗服务效果的影响	描述性统计分析、回归分析、组间系数差异比较
第六章	县域医共体工具协同对医疗服务效果的影响	描述性统计分析、回归分析、组间系数差异比较

(三) 研究资料

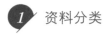 资料分类

基于研究内容和研究思路,研究使用的社会调查资料主要包括三部分。

第一部分研究资料是政府统计数据。在借鉴相关研究和参照《关于印发紧密型县域医疗卫生共同体建设评判标准和监测指标体系(试行)的通知》中的关键指标,明确县域医共体医疗服务相关的指标体系,基于统计数据对彭阳县医共体建设前后(2017—2022)相关的服务指标情况进行分析。2023年6月至7月,在对相关政府工作人员和医疗机构负责人进行调研访谈的同时,收集各级医疗机构2017年至2022年的统计数据。

第二部分研究资料是访谈资料。在既有研究和相关理论的指导下,设计访谈提纲对相关政府单位负责人、不同层级医疗机构的负责人和医务人员、城乡居民进行半结构化访谈,收集访谈数据。对相关政府单位负责人的访谈内容包括县域医共体的建设背景、关键举措、主要成效与存在问题;对医疗机构负责人和医务人员的访谈内容包括本机构参与医共体协同治理的基本情况、存在困难等;对城乡居民的访谈内容包括个体对医共体协同治理的感知情况和对医共体医疗服务效果的评价。基于多主体对医疗服务效果评价的质性访谈数据,采用扎根理论方法构建县域医共体医疗服务效果评价的指标体系,在该指标体系的基础上开发量表和设计问卷。

第三部分研究资料是问卷调查资料。在访谈资料分析结果的基础上,设计调查问卷,基于个人微观视角了解县域医共体协同治理现状和医疗服务效果。问卷调查分为两步:一是基于初步设计的问卷进行预调查,采用探索性因子分析和验证性因子分析对预调查数据进行分析,验证医疗服务效果评价量表的科

学性和合理性;二是基于预调查中发现的问卷设计存在的细节问题和数据分析中发现的题项设置不合理等问题,对调查问卷进行修正和完善,然后开展正式调查。

 资料收集过程

2023 年 6 月至 7 月,开展了面向相关政府工作部门、医疗机构负责人、医务人员和城乡居民的半结构化访谈,了解县域医共体协同治理的主要做法、现状与成效,以及城乡居民对医共体医疗服务效果的评价情况,共收集到包括 5 位政府相关工作部门工作者、7 位医疗机构负责人和医务工作者、28 位城乡居民的访谈资料,访谈对象的基本信息在第四章进行介绍,最终整理的访谈资料共计 6 万余字。收集县域医共体医疗服务相关的宏观统计数据。

2023 年 9 月,在彭阳县城区和王洼镇开展问卷调查的预调研,共发放 110 份问卷,回收有效问卷 97 份,有效回收率为 88.18%。

2023 年 10 月,调研团队在彭阳县城区和所有乡镇面向常住居民开展正式问卷调查。采用分层抽样与随机抽样相结合的方法,在每个乡镇随机抽取两个村(社区),在每个村(社区)随机调研若干居民。最终共发放 1800 份问卷,收回有效问卷 1636 份,其中,城镇居民 431 份,乡村居民 1205 份,有效回收率为 90.89%。

③ 数据质量控制

为确保数据采集的质量,本研究采取了三个措施。首先,在准备阶段,研究团队对问卷内容进行了细致的审核,确保了问卷的科学性、严谨性,并使其语言通俗易懂,以适应大多数城乡居民的理解水平。此外,在调查启动前,对参与协助的调查员进行了专业的培训。其次,在实地调研阶段,采取了访谈式的问卷调查方法,以保证问卷回答的质量。最后,在问卷收集和数据输入阶段,对每一份完成的问卷进行了仔细的审核和校验,并利用 EPIDATA 软件进行数据建库和输入,同时对问卷中的逻辑性问题进行了检查。

第四章

宏微观视角融合的县域医共体医疗服务效果评价

第一节 县域医共体医疗服务效果评价的思路与方法

一、评价思路

县域医共体的建设涉及基础设施建设、人力资源发展、医疗保障制度、公立医院改革、基层医疗服务能力提升等各个方面,其最终目标是提升人民群众的健康水平和医疗服务满意度。因此,对县域医共体发展成效的考察,既要分析宏观层面医疗服务的供给结构、过程和结果,也要关注微观层面服务利用者的主观获得感和评价,按照宏微观相结合、相对照的思路对县域医共体的发展成效进行分析更能客观分析和发现县域医共体建设中存在的问题。

因此,本研究首先参照国家政策文件中的相关指标,借鉴相关研究,基于统计数据从宏观角度对彭阳县医共体建设前后(2017—2022)相关的医疗服务指标变化情况进行分析;然后采用扎根理论的方法构建医疗服务效果的评价指标体系,从服务对象的微观角度对县域医共体医疗服务效果进行评价。

 医疗服务指标变化分析

对医共体建设效果的评价必须考虑所有生产要素的生产能力、不同参与主体的协调能力、医共体运行过程的管理能力等方面,因此,本研究从宏观角度,基于"结构-过程-结果"模型,对照《关于印发紧密型县域医疗卫生共同体建设评判标准和监测指标体系(试行)的通知》中的关键指标,结合现实统计数据的可获得性,首先对具体指标变化趋势进行分析,然后从静态和动态两个角度对综合指标的变化情况进行分析,静态分析即某一年医共体的综合指标评价,动态分析即医共体综合指标的变化速度和变化趋势,采用熵权 TOPSIS、RSR 秩和比法二者模糊联合的结果对彭阳县医共体的医疗服务综合指标进行评价。

 医疗服务效果评价

从医疗服务效果层面对医共体医疗服务效果进行评价,即以个体对医疗服务效果的主观感知为标准构建指标体系并进行分析。随着现代医疗服务体系的基本确立,医疗技术现代化水平不断提升,现代化、信息化医院管理制度也基本建立。在医疗服务迈向高质量发展阶段的情境下,医共体服务质量提升更应聚焦于提升患者的就诊体验和满意度,在发展理念上真正转向"以患者为中心",因此本研究将从微观视角出发,聚焦以患者为中心的医疗服务效果评价,采用扎根理论构建县域医共体医疗服务效果评价指标体系,然后基于城乡居民的问卷调查数据,采用探索性因子分析、验证性因子分析和描述性统计方法对彭阳县医共体服务效果进行评价。

二、数据收集过程

基于评价思路,本章使用的数据包括两部分,第一部分是医共体医疗服务相关的统计数据,第二部分是来自城乡居民的问卷调查数据。

2023 年 6 月至 7 月,在对相关政府工作人员和医疗机构负责人进行访谈的同时,围绕数据指标体系收集 2017 年至 2022 年的统计数据。

2023 年 9 月,在彭阳县城区和王洼镇开展预调研,共发放 110 份问卷,回收有效问卷 97 份,有效回收率为 88.18% 。

2023 年 10 月,调研团队在彭阳县城区和所有乡镇面向常住居民开展正式问卷调查。采用分层抽样与随机抽样相结合的方法,在每个乡镇随机抽取两个村(社区),在每个村(社区)随机调研若干居民。最终,共发放 1800 份问卷,收回有效问卷 1636 份,其中,城镇居民 431 份,乡村居民 1205 份,有效回收率为90.89% 。问卷调查的内容包括城乡居民的个人及家庭基本信息、个体对县域医共体协同治理水平的评价、个体对县域医共体医疗服务效果的评价。

三、评价方法

在对县域医共体建设前后医疗服务指标变化情况进行分析时,首先使用描述性统计方法分析对具体关键指标的变化趋势(2017—2022)进行分析;然后从静态分析和动态分析两个角度对综合指标进行评价,使用的评价方法主要包括熵权 TOPSIS 法及 RSR 秩和比法。熵权 TOPSIS 法依据拟评价对象与理想目标之间的接近程度,进行相对优劣度排序,常用于量化多个指标,对指标数量、样本量和数据分布类型都没有严格的限制,广泛用于医学领域进行效益评价、卫生决策及工作质量综合评价[141]。RSR 秩和比法以 RSR 值对评价对象的优劣直接排序或分档排序,从而对评价对象做出综合评价[142]。

在对县域医共体医疗服务效果进行评价时,首先使用扎根理论方法构建县域医共体医疗服务效果评价的指标体系,然后基于该指标体系设计调查问卷,开展社会调查,最后采用探索性因子分析、验证性因子分析和描述性统计分析对问卷调查数据进行分析,进而对医共体医疗服务效果进行评价。

第二节　基于宏观统计数据的医疗服务指标评价

一、指标选取与评价方法

(一)指标选取

从既有研究来看,主流研究大多是在相关指标体系的指导下通过官方统计数据分析和描述,对医疗服务供给结构、服务过程和服务结果进行分析。因此,本研究借鉴"结构－过程－结果"评价模型,从宏观医疗服务供给与资源配置等角度评估医疗服务效果,进而为宏观政策制度与资源分配提供实践指导。在医共体医疗服务语境下,"结构"指各类参与主体所具备的条件,主要包括医疗场所、医疗设备、医疗资金等,用以支持医疗服务的正常开展;"过程"指各级医疗服务主体为实现医疗服务目标所开展的相应的活动,主要反映为就诊率、就诊时长、就诊人次等;"结果"指医疗服务供给效率和服务使用效果,主要包括双向转诊率、健康管理率、住院费用等指标[143]。

因此,本研究基于彭阳县推进医共体建设主要举措的分析,从人员、信息、资源等方面构建适用于彭阳县医共体建设效果评价的指标体系,借鉴"结构 – 过程 – 结果"评价模型,从医疗人员、服务能力、服务效率等 8 个方面,构建涵盖 25 个测度指标的指标体系,如表 4 – 1 所示;然后,根据指标体系内容开展资料收集,并采用静态、动态相结合的评价方法从宏观角度对彭阳县医共体建设前后相关医疗服务指标的变化情况进行分析。

表 4 – 1 彭阳县医共体医疗服务指标体系

维度	一级指标	二级指标
结构层面	医疗人员	执业医师数
		注册护士数
	医疗资金	财政投入
		门诊收入
		住院收入
		医疗业务成本支出
	医疗设备	床位数
		万元以上设备数
过程层面	服务能力	门诊诊疗人次
		门诊就诊率
		住院率
		次均住院时长
	机构联动	基层医疗服务人员培训人次
		县医院向基层医院派出人次
		县医院帮助基层医院开展项目次数

续表 4 – 1

维度	一级指标	二级指标
结果层面	服务效率	双向转诊率
		县内就诊率
		基层就诊率
	医疗负担	门诊次均费用
		住院次均费用
		住院日均费用
	管理效率	家庭医生签约率和家庭医生签约服务率(%)
		老年人健康管理率(%)
		慢病管理率(%)
		儿童健康管理率(%)

(二)评价方法

本研究将熵权 TOPSIS 法、RSR 秩和比法二者模糊联合的结果作为静态综合评价的结果。熵权 TOPSIS 法依据拟评价对象与理想目标之间的接近程度,进行相对优劣度排序,常用于量化多个指标,对指标数量、样本量和数据分布类型都没有严格的限制,广泛用于医学领域进行效益评价、卫生决策以及工作质量综合评价[141]。RSR 秩和比法指将效益型指标从小到大排序、成本型指标从大到小排序,再计算秩和比,最后统计回归、分档排序。通过秩转换,获得无量纲统计量 RSR,以 RSR 值对评价对象的优劣直接排序或分档排序,从而对评价对象做出综合评价[142]。

1　熵权 TOPSIS 法

将上述各项指标数据进行标准化处理:

$$x_{ij}^* = \frac{x_{ij} - \min_i(x_{ij})}{\max_i(x_{ij}) - \min_i(x_{ij})}, x_{ij} \text{ 为正指标} \tag{4-1}$$

$$x_{ij}^* = \frac{\min_i(x_{ij}) - x_{ij}}{\max_i(x_{ij}) - \min_i(x_{ij})}, x_{ij} \text{ 为逆指标} \tag{4-2}$$

式(4-1)和式(4-2)中, x_{ij} 表示 j 维度第 i 项指标; x_{ij}^* 表示标准化的指标值; $\min_i(x_{ij})$ 表示某项指标的最小值; $\max_i(x_{ij})$ 表示某项指标的最大值。本研究采用熵值法确定各项指标的权重。熵值法能依据观测指标提供的固有信息来确定指标权重,具有较好的客观性和精准度。定义公式:

$$h_i = -\frac{1}{\ln m} \sum_j \left[\frac{x_{ij}^*}{\sum_j x_{ij}^*} \ln\left(\frac{x_{ij}^*}{\sum_j x_{ij}^*} \right) \right] \tag{4-3}$$

式(4-3)中, h_i 为第 i 个指标的熵,则第 i 个指标的权重为:

$$\omega_i = \frac{1 - h_i}{n - \sum_i h_i}$$

其中, n 为指标数量; m 为样本数量。

将指标权重与标准化矩阵相乘,构建加权标准化矩阵 $\boldsymbol{F}$:

$$\boldsymbol{F} = (\boldsymbol{r}_{ij})_{m \times n}, \boldsymbol{r}_{ij} = \boldsymbol{\omega}_i \times \boldsymbol{x}_{ij} \tag{4-4}$$

确认正、负理想解及数据集:

$$D^+ = \{\max(r_{ij}), i = 1, 2, \cdots, n\} = \{r_1^{\max}, r_2^{\max}, \cdots, r_n^{\max}\} \tag{4-5}$$

$$D^- = \{\min(r_{ij}), i = 1, 2, \cdots, n\} = \{r_1^{\min}, r_2^{\min}, \cdots, r_n^{\min}\} \tag{4-6}$$

计算欧式距离:

$$S_i^+ = \sqrt{\sum_{i=1}^n (D^+ - r_{ij})^2}$$

$$S_i^- = \sqrt{\sum_{i=1}^{n}\left(D^- - r_{ij}\right)^2} \qquad (4-7)$$

计算相近贴近度 C 值：

$$C_i = \frac{S_i^-}{S_i^+ + S_i^-} \qquad (4-8)$$

其中，C 的取值范围在 $[0,1]$，C 值越高，说明医共体医疗服务效果越好。

 RSR 秩和比法

（1）建立原始矩阵 $\boldsymbol{x}_{ij}$，表示 j 维度第 i 项指标。

（2）编秩。

（3）计算秩和比，公式如下：

$$RSR_i = \frac{1}{m \times n}\sum_{i=1}^{m} L_{ij} \qquad (4-9)$$

其中，L_{ij} 表示 j 维度第 i 项指标的秩。

 二者模糊联合

参考其他学者的研究，应用模糊理论，确定 C 值与 RSR 值的比重，将其按照 $C:RSR$ 为 $1:0,0.1:0.9,0.5:0.5,0.9:0.1,0:1$ 五种类型进行计算并排序，依据"择多去少"的原则，从结果一致的多者中确定最终综合评价值，作为静态综合评价结果。

 动态综合评价方法

为了进一步分析彭阳县医共体建设前后的速度变化状态及变化趋势，采用动态综合评价方法对各项指标的动态变化进行评价。

（1）根据上文中静态综合评价结果得到静态结果矩阵 $\boldsymbol{S}$：

$$S = \begin{bmatrix} S_{11} & S_{12} & \cdots & S_{1(m+1)} \\ S_{21} & S_{22} & \cdots & S_{2(m+1)} \\ \vdots & \vdots & & \vdots \\ S_{n1} & S_{n2} & \cdots & S_{n(m+1)} \end{bmatrix} \qquad (4-10)$$

（2）计算得出研究对象变化速度矩阵 V：

$$V = \begin{bmatrix} V_{11} & \cdots & V_{1m} \\ \vdots & & \vdots \\ V_{n1} & \cdots & V_{nm} \end{bmatrix}, V_{ij} = \frac{S_{j,i+1} - S_{ji}}{t_{i+1} - t_i} \qquad (4-11)$$

其中，$j = 1,2,\cdots,n$；$i = 1,2,\cdots,m$。

当 $V_{ij} > 0$ 时，说明医共体医疗服务效果处于增强趋势；当 $V_{ij} < 0$ 时，说明医共体医疗服务效果处于弱化趋势；当 $V_{ij} = 0$ 时，即医共体医疗服务效果平稳发展。

（3）计算速度变化值 a_{ij}：

$$a_{ij} = \begin{cases} 0, & t_{i+1} = 1 \\ \dfrac{V_{j,i+1} - V_{j,i}}{t_{i+1} - t_i}, & t_{i+1} > 1 \end{cases} \qquad (4-12)$$

（4）构建变化趋势测度函数：

$$\lambda(a_{ij}) = \frac{\varepsilon}{1 + e^{-a_{ij}}} \qquad (4-13)$$

当 $a_{ij} = 0$ 时，$\lambda(a_{ij}) = 1$，即可求得 $\varepsilon = 2$，此时医共体医疗服务效果的变化趋势趋于平稳的状态；当 $a_{ij} > 0$，则 $\lambda(a_{ij}) > 1$，此时医共体医疗服务效果的变化趋势趋于上升的状态；当 $a_{ij} < 0$，则 $\lambda(a_{ij}) < 1$，此时医共体医疗服务效果的变化趋势趋于下降的状态。

（5）构建医共体服务效果的变化速度在 $[t_i, t_{i+1}]$ 区间的综合评价函数，得到动态综合评价值：

$$Z_{iv} = \lambda(a_{ji}) \times \int_{t_i}^{t_{i+1}} \left[V_{ji} + (t - t_i) \times \frac{V_{j,i+1} - V_{ji}}{t_{i+1} - t_i} \right] \mathrm{d}t \qquad (4-14)$$

二、统计数据收集

（一）访谈对象

本研究将与医共体建设和医疗服务提供密切相关的政府工作人员与医务工作人员作为访谈对象。这些访谈对象既是医疗服务提供者，比较熟悉样本地区医疗服务体系和县域医共体的运行机制，能够提供服务主体信息；又是医疗服务利用者，了解其使用价值、现存短板、有待改进的方方面面。简言之，访谈对象的双重身份能使他们较为全面地评价医共体建设对医疗服务效果提升带来的影响。

（二）资料收集

通过与卫健委、医保局等相关负责人座谈，收集了《关于进一步加强县域医共体实体化运行工作的通知》《彭阳县关于推动公立医院高质量发展的实施方案的通知》《县域公立医院综合改革医疗保障工作汇报》等文件，并对彭阳县2017—2022年各医疗机构，包括彭阳县人民医院、彭阳县妇幼保健院、彭阳县中医医院和12所乡镇卫生院的宏观数据进行了收集与统计。其中，2022年彭阳县部分医疗机构宏观数据如表4-2所示，研究选取县级医院、距离县城较近的草庙乡卫生院和距离县城较远的红河镇卫生院作为代表，以体现开展医共体建设以来医疗服务发展现状。

表 4 − 2　2022 年彭阳县部分医疗机构宏观数据统计表

维度	二级指标	彭阳县人民医院	彭阳县妇幼保健院	彭阳县中医医院	草庙乡卫生院	红河镇卫生院
结构层面	执业医师数/人	77	31	41	16	6
	注册护士数/人	203	71	81	9	8
	财政投入/万元	6275.2	1996.1	1280.8	848	572.73
	门诊收入/万元	2605.98	631.2	530.1	210.5	40.38
	住院收入/万元	4342.22	215.5	12655.78	28.77	17.72
	医疗业务成本支出/万元	14748.63	2440.4	2999.8	1242	58.1
	床位数/床	450	120	140	33	15
	万元以上设备数/台	745	259	22	15	11
过程层面	门诊诊疗人次/人次	332981	33597	37838	38721	11000
	门诊就诊率/%	97.45	23.55	23.65	2.12	90.72
	住院率/%	3.15	42.98	8.86	0.006	1.68
	次均住院时长/天	7.44	5.52	9.70	6.92	7.56
	基层医疗服务人员培训人次/人次	11	4	5	29	19
	县医院向基层医院派出人次/人次	11	3	6	2	2
	县医院帮助基层医院开展项目次数/次	0	0	1	0	0

续表 4 - 2

维度	二级指标	彭阳县 人民医院	彭阳县 妇幼保健院	彭阳县 中医医院	草庙乡 卫生院	红河镇 卫生院
结果 层面	双向转诊率/人	427	0	226	120	0
	门诊次均费用/元	78.26	187.87	131	54.37	31.65
	住院次均费用/元	4006.48	1492.38	3855.76	1174.49	905.20
	住院日均费用/元	517.09	269.24	394	39.14	113.15
	家庭医生签约率/%	94.34				
	老年人健康管理率/%	74.14				
	慢病管理率/%	78.45				
	儿童健康管理率/%	95.20				
	县域内就诊率/%	86.36				
	基层就诊率/%	65.37				

注:家庭医生签约率、老年人健康管理率、慢病管理率、儿童健康管理率、县域内就诊率、基层就诊率只获得县级整体层面的数据。

三、具体指标变化情况分析

本研究从县、镇、乡三类医疗卫生机构中,随机选取彭阳县人民医院、红河镇卫生院和草庙乡卫生院作为分析代表,分别从结构、过程、结果层面选取部分指标分析其医疗服务效果变化趋势。

彭阳县人民医院医共体建设相关指标变化趋势见图 4-1。

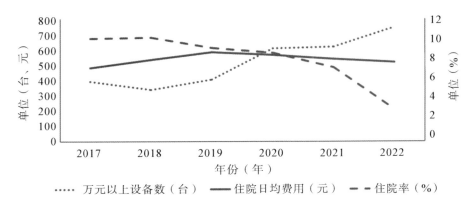

图4-1 彭阳县人民医院医共体建设相关指标变化趋势

从图4-1来看,自彭阳县2019年建设医共体以来,县人民医院的住院率和住院日均费用急速下降,说明县域医共体的建设实现了县级医院住院率下降、基层诊疗上升的建设目标,有效减小了县医院的医疗压力,说明彭阳县初步形成了基层首诊、双向转诊、急慢分治、上下联动的分级诊疗制度,实现了小病不出乡村、常见病不出县的目标。2019—2022年,彭阳县人民医院万元以上设备数大幅度增加,说明彭阳县医共体建设重视科技赋能,通过加快基层医疗卫生机构信息化建设,拓展远程专家门诊专科服务,扩大远程放射诊断、远程心电诊断覆盖范围。

红河镇卫生院医共体建设相关指标变化趋势见图4-2。

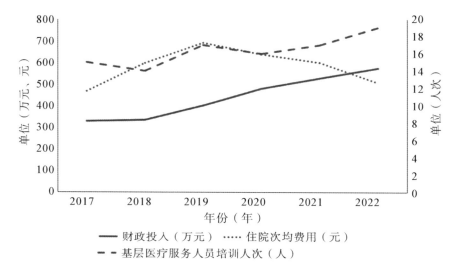

图 4－2　红河镇卫生院医共体建设相关指标变化趋势

从图 4－2 来看,红河镇卫生院财政收入自 2019 年起大幅增加,说明彭阳县在医共体建设中重视乡镇基层卫生院的建设与发展,包括对基层卫生院的区域信息平台建设、乡级检查设备、专业技术人员下沉、医疗场所建设等投入,这反映出彭阳县通过打造县域一体化远程诊疗服务平台,初步建成了县、乡、村一体化区域信息平台,基本上实现了县域各医疗卫生单位信息互联互通。从住院次均费用来看,红河镇卫生院医疗费用在医共体建设后不断增加,说明彭阳县通过推进"基层检查－上级诊断－结果互认"服务模式,确保基层医疗服务能力提升,促进分级诊疗制度不断完善的举措,提高了居民对乡镇医疗的信任度,基层就诊率逐步增加。从基层医疗服务人员培训人次来看,2019 年之后,整体医疗服务人员培训人次呈现上升趋势,这主要与彭阳县进行医共体人员制度改革有关,通过落实柔性引才措施,采取招聘、挂职、兼职、项目合作等形式把医疗人才请到"家门口",强化本地人才培养,落实县级医疗卫生专业技术人员晋升高级职称前到基层支医的规定,通过坐诊义诊、查房会诊、知识讲座、临床带教等方式下沉基层,有效提升了基层服务能力。从住院次均费用来看,2019—2022年逐年递减,说明彭阳县重视乡镇卫生院的建设,大幅降低居民享受医疗服务的费用,提高医疗费用的经济可及性。

草庙乡卫生院医共体建设相关指标变化趋势见图 4 - 3。

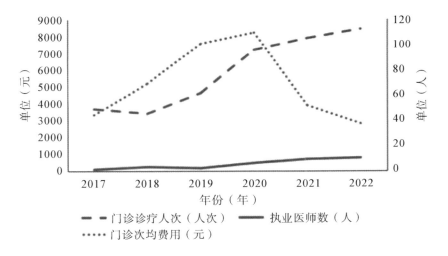

图 4 - 3　草庙乡卫生院医共体建设相关指标变化趋势

从图 4 - 3 来看,草庙乡卫生院门诊诊疗人次自 2019 年起大幅上升,说明医共体的建设逐渐完善了乡镇基层卫生院的医疗体系,医疗资源逐渐增加,医疗质量逐渐提高,居民更愿意在基层就诊。这反映出彭阳县基层医共体建设初见成效,通过搭建村卫生室智慧监管系统,建立全县"远程影像诊断中心""远程心电诊断中心"和"远程超声诊断中心",打通基层医疗机构远程心电、影像、超声诊疗终端,按照"基层检查 + 中心诊断"服务模式运行,为基层医疗机构提供了及时、可靠的远程诊疗服务。从执业医师数来看,2019 年后医疗人员数量逐步增加,说明彭阳县重视对基层医疗人员的投入,通过优化基层医疗人员管理机制,增强基层医疗服务能力,这反映出彭阳县围绕"统筹流动"完善组织结构,实现人员统一管理,构建责任共同体的举措,可以确保专业技术人才有序流动,激发基层医务人员工作积极性。从门诊次均费用来看,彭阳县重视医疗资源、医疗资金的下沉,增加基层医疗的补贴,降低居民就医的经济压力,提高居民就医的有效性和可及性。

四、综合指标评价分析

(一)县域医共体医疗服务综合指标的静态分析

根据静态评价结果来看,在不同权重比例下,彭阳县医共体服务效果的熵权 TOPSIS 和秩和比模糊联合结果呈现出 2017—2020 年持续上升,2020—2021 年略有下降,2021—2022 年继续上升的趋势,整体上,2020 年彭阳县医共体服务效果最好,次之为 2022 年(如表 4-3 所示)。这说明在 2019 年组建医共体之后,彭阳县医共体服务成效明显改善,目前形成稳定向好的趋势。

表 4-3 彭阳县医共体医疗服务综合指标静态评价结果

年份	C	排序	RSR	排序	$0.1C + 0.9RSR$	排序	$0.5C + 0.5RSR$	排序	$0.9C + 0.1RSR$	排序
2017	0.339	6	0.423	6	0.415	6	0.419	6	0.415	6
2018	0.426	5	0.507	5	0.499	5	0.503	5	0.499	5
2019	0.587	4	0.611	4	0.609	4	0.610	4	0.609	4
2020	0.765	1	0.812	1	0.807	1	0.810	1	0.808	1
2021	0.662	3	0.705	3	0.701	3	0.702	3	0.701	3
2022	0.683	2	0.724	2	0.720	2	0.722	2	0.720	2

（二）县域医共体医疗服务综合指标的动态分析

如表4-3所示,静态综合指标排序结果均相同,因此本研究选择熵权TOPSIS和秩和比重为0.5∶0.5的结果值作为静态综合评价结果,以此为基础进行动态综合评价分析,如表4-4所示。变化速度代表彭阳县医共体服务效果同比是在强化还是在弱化,若动态综合评价值为正,说明医共体服务效果良好发展,呈强化趋势,反之则呈退化趋势。2019—2020年(建设医共体试点第一年)变化速度为0.200,服务能力呈强化趋势,且变化趋势为1.100,趋势大于1,说明这一阶段其变化速度正在加速上升;而2020—2021年其评价值为-0.102,<0,医共体服务效果发展态势不够理想,这可能与疫情期间医共体协同联动能力下降有关;但在2021—2022年之后,彭阳县医共体服务效果又逐渐改善,说明彭阳县医共体建设整体效果显著。

表4-4　彭阳县医共体医疗服务综合指标动态评价结果

评价指标	2017—2018	2018—2019	2019—2020	2020—2021	2021—2022
变化速度	0.084	0.107	0.200	-0.108	0.020
变化趋势	1.042	1.053	1.100	0.946	1.010
评价值	0.050	0.113	0.220	-0.102	0.020

研究基于“结构-过程-结果”评估模型,首先从医疗人员、医疗设备、机构联动、服务效率等方面构建医共体服务评价的指标体系,然后采用熵权TOPSIS法、RSR秩和比法二者模糊联合的结果对彭阳县医共体医疗服务效果进行评价。静态评价结果发现,2017—2022年,彭阳县医共体医疗服务效果呈现出持续上升的发展趋势,其间2020—2021年略有下降,2021—2022年继续上升。动态评价结果发现,彭阳县医共体建设以来,除2020—2021年,变化趋势整体大于1,因此可以得出彭阳县县域医共体建设成效显著的研究结论。

第三节　基于微观调查数据的县域医共体医疗服务效果评价

一、评价指标体系构建

（一）研究方法

尽管已有关于医疗服务质量评价理论及模型能够为本研究提供有益的借鉴和指导，但直接利用已有理论、模型和指标体系来评价医共体建设背景下的医疗服务效果存在明显不足：一方面，现有理论、模型主要来自西方国家的医疗服务实践，我国的医疗服务治理体制与西方国家存在明显区别，同时，受经济发展水平和人口规模、区域因素的影响，医疗服务发展水平与发达国家还存在一定差距；另一方面，无论是 IOM 评价模型的六维评价结构，还是 SERVQUAL 评价模型的五维评价结构，一些具体问题的设计表述过于抽象，不太符合中国的语言表达习惯和多数城乡居民的理解能力。因此，本研究认为借鉴上述理论的主要评价维度和指标体系，设计访谈提纲，对城乡居民进行半结构化访谈，了解其感知到的医共体建设带来的医疗服务效果变化，采用扎根理论的方法对质性访谈资料进行归纳、编码和分析，构建适用于中国县域医共体建设情境下的医疗服务效果评价指标更为科学与合理。

扎根理论是质性研究普遍使用的研究方法依据。不同于定量研究对理论进行经验验证的研究范式与思路，扎根理论更强调对特定事件或情境下"是什么"问题的回答,从通过观察或访谈得到的研究资料中获取概念、建构理论,更适用于探索性的研究问题[144]。扎根理论的实施步骤大致如下:

(1)在资料研究过程中形成初步概念,并逐步进行等级划分。

(2)持续地对所收集的资料与概念进行对比分析,系统地探讨与概念相关的理论问题,以提炼出富有生成性的理论。

(3)不断完善理论概念,并构建不同概念间的相互关系。

(4)以理论研究目标为指导,基于研究目标对资料进行分类编码。

(5)通过理论构建,全面提升研究资料所蕴含的理论价值和整合意义。

扎根理论的核心环节和主要工作就是运用严谨的手段对质性资料进行编码,一般包括开放式编码、主轴编码和选择性编码三个步骤。

(二)资料收集

针对医共体医疗服务效果的评价,研究以医疗服务的服务对象即城乡居民的主观感知为评价标准,基于对个体的访谈资料构建县域医共体医疗服务效果的评价指标体系,在访谈对象的选择过程中,为最大程度保证所选取访谈对象具有较好的代表性,研究尽量保证访谈对象在城乡区域、年龄、性别、职业类型等方面的均匀分布。为了较为全面地反映医疗服务效果,研究将与医共体建设和医疗服务提供密切相关的政府工作人员与医务工作人员也作为访谈对象。

2023年6至7月,研究团队开展了面向相关政府部门工作人员、医务工作者和城乡居民的半结构化访谈,了解县域医共体协同治理的主要做法、现状、成效和个体对医共体医疗服务效果的评价情况。访谈对象的选择采取理论抽样和方便抽样相结合的办法,共收集到包括5位政府相关部门工作人员、7位医务工作者、28位城乡居民(其中,农村居民20人、城镇居民8人)的访谈资料,最终整理的访谈资料共计6万余字。访谈对象的基本特征如表4－5所示。

访谈内容整体分为两部分。一部分是了解样本地区县域医共体政策发展和协同治理的基本情况,这部分资料用于协同治理要素的提取、指标构建和问卷设计;另一部分访谈内容是关于个体对县域医共体建设背景下医疗服务效果的感知评价情况。因此,依据研究需要和访谈对象,本研究分别设计了面向城乡居民和面向医共体建设相关政府部门负责人、医务工作者的访谈提纲,访谈提纲内容见附录二。

表 4-5　访谈对象基本情况表

访谈对象基本特征		人数/人
年龄	20~40 岁	6
	41~60 岁	24
	60 岁以上	10
户籍	城镇	22
	农村	18
性别	男性	17
	女性	23
教育程度	小学及以下	9
	初中和高中(中专)	26
	大专及以上	5
职业类型	农民	10
	进城务工人员	10
	个体工商业者	8
	卫健、医保部门负责人	5
	县医院、乡镇卫生院医生	7

（三）开放式编码

开放式编码涉及对资料进行详尽的审查,以便对现象进行命名和分类。这一过程不仅包括将收集到的数据分解并赋予概念化标签,还包括以创新的方法重新整合这些数据以便于分析[145]。在分析阶段,每位访谈对象的数据被单独作为分析的基本单位,并分配唯一的标识符。使用 Nvivo 软件,对质性访谈中的表述和词汇进行整理、解析和分类。分析从将"医疗服务的效果"定为分析的核心开始,识别并提取案例资料中多次出现的与主题紧密相连的关键信息单元,然后,对文本资料中的词汇和句子进行编码,创建初步的分类节点。选择词汇或句子的标准是它们应具有相对独立的意义,并且与研究目标相关。经过开放式编码,最终形成了 230 个分类节点。在这些节点的基础上,进行深入的研究和分析,将相似意义的节点进行合并和简化。部分代表性编码如表4-6所示。

表4-6　医疗服务效果开放式编码过程与结果

原始资料语句	概念化	范畴
01（05）近几年在乡镇卫生院看病比以前便宜了	个人医疗费用压力减小	医疗费用
12（12）政府越来越重视老百姓的看病问题,看病经济压力比以前小了		
27（01）政府对医疗保障的财政投入逐年增加		
05（02）现在乡镇卫生院的医疗服务水平明显提高了	乡镇卫生院医疗服务水平提高	医疗服务水平提升
18（01）现在卫生院也能做一些小手术了		
13（02-07）县医院的住院条件明显改善,医生的服务水平和态度都挺不错	县医院医疗服务水平提高	

续表4－6

原始资料语句	概念化	范畴
21(05－07)现在一般的病基本能在县里解决了,医疗报销比例也比较高	医疗报销比例提高	医保支持
26(02)我们经常参加县里的学习和培训	基层医生培训	医务人员能力提升
27(05)乡镇卫生院的医生和县医院的医生结对子,相互帮扶	医生结对帮扶	
04(01)我觉得现在看病各方面都挺好的	群众满意度高	效果满意度
13(01)党和国家对老百姓很关心,我们没啥不满意的		
11(01)我觉得每个人对医生和医院的要求都不一样,主要还是看个人满意不满意吧,我觉得现在各方面都有明显的进步		
04(04)我们现在住在集镇上,家门口就能看病	看病很方便	空间可及
13(05)政府每年会组织给老年人上门体检		
24(06)我去年在县医院做过一个手术,在县医院住了3天,然后转到卫生院住了几天,一共花了2000元,在卫生院的报销比例比县医院更高	县医院向卫生院转诊	医疗费用
04(05)在医院看病排队时间变短了	就医时间	时间可及
30(02)我们大力推进医疗服务标准化工作,避免医生治疗过程中的过度医疗等问题	标准化	过程安全规范
10(11)医生看病现在比以前认真多了,一般的小毛病不会给你开很贵的药	规范治疗	
29(07)近年来,我们对医疗服务过程进行严格控制,没有发生一起医疗事故,医患矛盾不明显	没有医疗事故	医疗事故低发

（四）主轴编码

在获得开放式节点信息之后，对获得的子范畴进行主轴编码。首先对所得到的节点进行归纳整理，深入分析范畴背后所蕴含的概念、层次和意义，分析其与医疗卫生服务提供过程和医疗服务效果之间的关系。基于对范畴间相互关系的分析和研究，将9个子范畴归纳为4个主范畴，对子范畴和主范畴之间的关系进行充分的论证，如表4-7所示。

表4-7　子范畴与主范畴间的关系

主范畴	子范畴	范畴间的关系
有效性	医务人员能力提升	医务人员能力提升是提升医生治疗水平的关键举措
	医疗服务水平提升	提升基层医疗服务水平一直是我国医疗卫生事业发展的重要目标，也是医共体建设的重点
	效果满意度	满意度是衡量医疗服务效果的综合性指标
安全性	医疗事故低发	医疗事故间接反映了一个医院的医疗服务能力和发展水平
	过程安全规范	加强医院标准化、规范化建设是我国医院改革的重点任务，也是保证医疗服务过程安全的重要举措
可及性	空间可及	就医距离影响患者就医便捷性和可及性，是衡量医疗服务资源配置的重要指标
	时间可及	就医时间影响患者的治疗效果
经济性	医疗费用	医疗花费影响患者获取医疗服务资源的能力
	医保支持	医保报销影响患者持续使用医疗服务的能力

有效性主范畴的形成。有效性主要反映患者最终对医疗服务结果和水平的评价,访谈者提到的"医疗服务水平明显提高了""医生的服务水平和态度都挺不错"等信息均与此相关,因此将"医务人员能力提升""医疗服务水平提升""效果满意度"3个子范畴纳入有效性主范畴。医生是医疗服务的直接提供者,患者对医生治疗水平和态度的评价能够较好地反映医疗服务的发展状况和医疗服务效果,从客观角度来讲,"有效"也是衡量医生工作水平和能力的重要指标,提升医生综合能力是保证医疗服务有效性的重要路径。

安全性主范畴的形成。医疗服务安全性一方面表现为治疗过程的标准化、规范化,防止因医生个人失误而给患者生命健康带来的风险,另一方面表现为和谐的医患关系,促进医疗服务过程的可持续发展。从访谈资料中归纳出的"没有医疗事故""规范""标准化"都是与安全性密切相关的概念维度,因此将"医疗事故低发""过程安全规范"2个子范畴纳入安全性主范畴。

可及性主范畴的形成。随着乡镇卫生院资源配置水平和医生治疗能力的提升,大家也更愿意到乡镇卫生院看病,因而到医院的距离更近了,同时也节约了就医时间,保证了获得医疗服务的及时性,因此,研究将其"空间可及"和"时间可及"整合成可及性主范畴。可及性是衡量公共服务发展水平的重要指标,其追求公民享有平等地获得公共服务的机会和权利,并且不断降低公民获得公共服务的成本。

经济性主范畴的形成。经济性主要衡量居民在医疗过程中所承担的经济压力,以及医疗费用的报销是否方便。从经济性与医疗服务效果的关系来看,经济性强调医疗保障制度和医疗服务之间的协同关系,可以通过医保制度的改革不断降低居民就医经济负担,也可以通过医疗机构的均衡化布局和医疗服务网络建设,使城乡居民就医更加便捷。研究将"医疗费用"和"医保支持"2 个子范畴纳入经济性主范畴。

(五)选择性编码

选择性编码的主要工作是通过整合与凝练,在所有命名的概念类属中抽象出一个"核心类属"。核心类属是能够概括所有范畴的关键词,这个关键词应能够反映研究的目标与内涵,并且将所有范畴和概念进行关联。本研究将这个关键词凝练为"医疗服务效果"。

(六)饱和度检验

为了检验医疗服务效果评估指标的理论饱和度,研究采用外部专家判断的方法,邀请 3 位医疗服务领域的专家和 2 名医疗机构负责人对编码过程进行检查和讨论。专家认为,依据访谈资料从个体主观评价角度衡量医疗服务效果的指标已被充分挖掘,可以认为该指标具有良好的理论饱和度。

在已有关于评价医疗服务质量相关理论与模型的指导下,本研究结合中国医疗服务发展的现实情境、县域医共体建设实践和具体运行机制,对城乡居民、医疗卫生管理部门负责人和医疗服务提供人员进行了半结构化访谈,收集其对于医共体建设背景下医疗服务效果的评价、意见和建议,采用扎根理论的方法对访谈资料进行了整理、编码、分析和归纳,最终形成了包括 4 个二级指标(有效性、安全性、可及性和经济性)和 9 个三级指标(医务人员能力提升、医疗服务水平提升、效果满意度、医疗事故低发、过程安全规范、空间可及、时间可及、医疗费用、医保支持)的医疗服务效果评价指标,如图 4 - 4 所示。

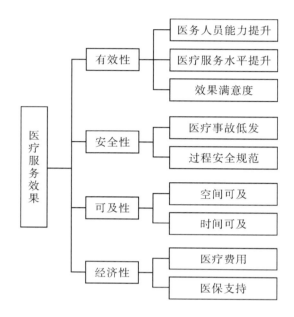

图4-4　县域医共体医疗服务效果评价指标体系

(七)指标体系维度之间的关系分析

研究借鉴医疗服务效果评价的相关理论,采用扎根理论方法对质性访谈资料进行分析,构建了包括有效性、安全性、可及性和经济性4个二级指标的县域医共体医疗服务效果评价指标体系。有效性反映医疗服务的结果,即治疗疾病的效果,通过医务人员能力、医疗服务水平和居民的主观满意度来衡量,医务人员能力和医疗服务水平可能会对主观满意度产生影响,但在医疗服务效果评价过程中其指向有所不同;安全性反映医疗服务过程中的安全规范,保证医务人员按照国家相关标准开展医疗服务活动;可及性从公共服务均等化的角度反映居民获得高质量医疗服务的可能性,从物理空间和就医时间两个角度来衡量;经济性反映居民就医的经济负担,降低居民就医的经济压力一直是我国医疗服务体系改革和医疗保障制度发展的重要目标。

二、量表开发与预调研

（一）量表设计

研究构建的县域医共体医疗服务效果包括有效性、安全性、可及性和经济性 4 个二级指标。首先借鉴已有研究中关于医疗服务效果的测量题项和访谈结果，初步设计县域医共体服务效果的测量量表，对每个二级指标测量包括若干个具体测量题项。研究邀请多名相关领域专家对初步设计的量表进行判断和修正，多次修正题项，从内容表述、可理解性、准确程度等方面进行多次讨论，进而确定县域医共体服务效果的测量题项，每个测量题项的赋值范围为 1 ~ 5，数值越大表示医疗服务效果越好，在定量分析过程中，有效性、安全性、可及性和经济性的评分由其所对应的题项乘以该题项的权重求和得出。

对于有效性的研究，王磊、黄严等从基层医疗能力、医疗技术、基层诊疗水平等方面对分级诊疗的有效性进行了分析[146]，此外，关于乡村医疗有效性的研究中，供给效率、财政可持续性、医生数量等也是衡量有效性的重要指标。在安全性研究方面，病人信息、网络安全、医疗事故、伦理监控、隐私保护等是医疗产业发展的重要安全指标[147]。在可及性指标选取方面，参照公共服务可及性的测量方法，主要以经济可及、时间可及、距离可及等为测度指标；在经济性指标选取方面，医疗花费、医保报销等都是衡量医疗服务经济性的重要指标[148]。基于文献研究和县域医共体基本特征，最终按照县域医共体服务效果评估的 9 个二级指标，设计了 16 个测量题项，如附录一所示。

2023 年 9 月，在彭阳县城区和王洼镇开展预调研，共发放 110 份问卷，回收有效问卷 97 份，有效回收率为 88.18%。利用预调研数据进行探索性因子分析和验证性因子分析,基于分析结果对量表进行修正。

(二)探索性因子分析

利用预调研的问卷调查数据,采用探索性因子对县域医共体医疗服务效果的分析维度进行验证,并对问卷题项和效果维度进行适配性检验。首先,以 KMO 值和巴特利特球形度检验值确认变量间是否具有相关性或偏相关性,判定数据是否可以进行探索性因子分析。KMO 值和巴特利特球形度检验值如表4-8所示。

表4-8 KMO 和巴特利特的检验

取样足够度的 Kaiser-Meyer-Olkin 度量		**0.838**
巴特利特球形度检验	近似卡方	698.678
	df	190
	Sig.	0.000

本研究采用主成分分析法,提取特征值大于 1 的相关因子,并采用方差最大化正交旋转对指标题项分析,总方差解释率和正交旋转后的因子载荷结果如表4-9和表4-10所示。量表的总方差解释率为 55.107% ,解释率较高,符合大于 50% 的标准。

表4-9 解释的总方差

成分	初始特征值			提取平方和载入			旋转平方和载入		
	合计	方差的%	累积%	合计	方差的%	累积%	合计	方差的%	累积%
1	7.030	35.152	35.152	7.030	35.152	35.152	3.038	15.188	15.188
2	1.532	7.657	42.809	1.532	7.657	42.809	2.953	14.766	29.954
3	1.290	6.449	49.258	1.290	6.450	49.259	2.673	13.363	43.317
4	1.170	5.849	55.107	1.170	5.848	55.107	2.358	11.790	55.107

表 4 – 10 效果维度与题项旋转成分矩阵

二级指标	三级指标	测量指标	成分			
			1	2	3	4
有效性	医务人员能力提升	医疗服务人员能力	0.744			
	医疗服务水平提升	医疗服务水平	0.689			
	效果满意度	信息化平台满意度	0.676			
		医疗服务政策满意度	0.731			
安全性	医疗事故低发	医务人员专业水平		0.711		
		医疗事故风险小		0.765		
		个人信息安全		0.672		
	过程安全规范	服务过程规范		0.701		
		医疗机构信任度		0.812		
可及性	空间可及	基层就近就医			0.710	
		家庭医生服务			0.684	
		就医便捷性			0.799	
	时间可及	节约时间			0.882	
		紧急治疗			0.764	
经济性	医保支持	医保报销				0.803
	医疗花费	医疗费用				0.772

变量正交旋转因子载荷矩阵结果如表 4 – 10 所示,基于特征值大于 1,共提取 4 个因子,各因子的测量指标的载荷值均大于 0.5,且在其他因子上的载荷值均小于 0.5,表明变量表具有较好的结构效度,且因子分布结构符合预想设计的量表维度。

（三）验证性因子分析

在本节中，通过验证性因子分析来检验所识别的因子是否准确地代表了目标变量，并评估所开发的测量量表的因子结构是否与数据拟合。通过模型拟合度指标来评估模型的质量。首先，利用结构方程模型方法对多层测量模型的初始数据进行处理，包括对各维度指标进行平均化处理；接着，采用 AMOS 结构方程软件计算并调整县域医共体服务效果的 X^2/df、RMSEA、GFI、NFI 指标，如表 4-11 所示，经过调整后的模型拟合指标均达到了预定的标准。

表 4-11　模型适配度指标

判断指标	CMIN/D	GFI	CFI	NFI	IFI	RMSEA
判断标准	（1~3）	（>0.9）	（>0.9）	（>0.8）	（>0.8）	（<0.08）
值	1.712	0.924	0.957	0.962	0.879	0.063
是否符合	是	是	是	是	是	是

本部分通过检查维度的标准化因子载荷、平均提取方差（AVE）和组合信度（C. R. ）来评估聚合效度。为了衡量四个维度的独特性，采用了区分效度（discriminant validity）作为衡量标准，即比较每个维度的 AVE 值的平方根与该维度与其他潜在变量相关系数的大小。如果 AVE 值的平方根均大于相应的相关系数，则表明数据展现出良好的区分效度。如表 4-12 和表 4-13 所示，各指标表明量表具有良好的区分效度。

表 4 – 12　各指标及其对应维度之间的载荷系数估计

路径	标准化路径系数	平均提取方差（AVE）	组合信度（C. R.）	P 值
有效性→医务人员能力提升	0.776			
有效性→医疗服务水平提升	0.903	0.887	0.763	<0.001
有效性→效果满意度	0.928			
安全性→医疗事故低发	0.834	0.776	0.942	<0.001
安全性→过程安全规范	0.863			
可及性→空间可及	0.882	0.823	0.923	<0.001
可及性→时间可及	0.913			
经济性→医疗花费	0.924	0.902	0.865	<0.001
经济性→医保支持	0.933			

表 4 – 13　县域医共体服务效果测量模型的区分效度

效果维度	有效性	安全性	可及性	经济性
有效性	0.941			
安全性	0.901	0.880		
可及性	0.842	0.842	0.907	
经济性	0.798	0.854	0.835	0.917

三、调研过程

（一）正式调研

研究基于扎根理论确定的医疗服务效果评价指标体系和预调研开发的调研问卷开展正式调查。问卷主要包括两个部分：一是被调研对象的基本情况，对被调研对象的年龄、性别、教育程度、城乡户籍等进行收集；二是县域医共体服务效果的测量题项,从有效性、安全性、可及性、经济性四个维度进行调研,采用了李克特五点法进行打分,被调查对象根据自身感受和实际情况进行回答。

正式调研采取分层抽样与随机抽样相结合的方法:第一步,在彭阳县 12 个乡镇每个乡镇随机抽取 2 个村(社区);第二步,在目标村(社区)随机抽取调研对象,保证抽样的随机性和科学性。调研过程中,两人一组,由当地卫健系统工作人员共同协助(主要协助与当地居民方言的翻译交流、具体情况的准确描述与记录)进行入户调查,在群众填写问卷的过程中及时给予答疑指导,以匿名方式填写问卷并当场回收。最终,调研共发放 1800 份问卷,收回有效问卷 1636 份(其中,城镇居民 431 份,乡村居民 1205 份),有效回收率为 90.89%。

(二)信效度检验

在对收集的数据进行清洗、整理的基础上,首先对县域医共体服务效果评价指标的信度进行检验,检验结果如表 4-14 所示。可及性、有效性、安全性和经济性的 Cronbach's α 系数均大于 0.6,因此可以认为问卷的信度较高,数据可靠。

表 4-14　各维度样本信度检验

信度	可及性	有效性	安全性	经济性
Cronbach's α 系数	0.63	0.76	0.82	0.77

利用 KMO 检验对问卷数据进行效度检验,结果如表 4-15 所示,KMO 值为 0.965,且巴特利特球形度建议在 1% 的显著性水平下显著,表明县域医共体医疗服务效果评价指标体系具有良好的结构效度,问卷设计较为合理。

表 4-15　KMO 和 Bartlett 的检验

取样足够度的 Kaiser-Meyer-Olkin 度量		**0.965**
巴特利特的球形度检验	近似卡方	18677.627
	df	190
	Sig.	0.000

如表 4 - 15 所示,得到 KMO 值为 0.965,说明各维度间的相关性较高,因子分析较好,且巴特利特球形度检验在 0.000 水平下显著,维度的独立性假设不成立,说明问卷数据具有一定的有效性。

(三)样本基本信息

本研究对调查样本的性别、文化程度、健康状况、户籍进行了描述性统计,如表 4 - 16 所示,可以发现样本分布结构合理,数据具有较好的代表性。

表 4 - 16　样本描述性统计($N = 1636$)

变量	频数(个)	百分比(%)
性别		
男	747	45.67
女	889	54.33
文化程度		
初中及以下	939	57.40
高中	489	29.89
大学	203	12.41
研究生	5	0.30
健康状况		
非常差	29	1.77
较差	114	6.97
一般	397	24.27
较好	920	56.23
非常好	176	10.76
户籍		
城镇	431	26.34
乡村	1205	73.66

四、结果分析

(一)确定指标权重

第一步,利用因子分析法得到解释的总方差和测量指标的成分矩阵,如表 4-17 和表 4-18 所示,提取的 4 个主成分的累计方差贡献率达到 68.026%,能够较好地反映全部策略指标的信息。

表 4-17　解释的总方差

成分	初始特征值			提取平方和载入		
	合计	方差的%	累积%	合计	方差的%	累积%
1	10.436	52.182	52.182	10.436	52.182	52.182
2	1.511	7.554	59.736	1.511	7.554	59.736
3	0.943	4.717	64.453	0.943	4.717	64.453
4	0.715	3.573	68.026	0.715	3.573	68.026

表 4-18　成分矩阵

三级指标	成分			
	1	2	3	4
医疗服务人员能力	0.402	0.315	0.625	0.062
医疗服务技术水平	0.337	0.285	0.708	-0.019
信息化平台满意度	0.247	0.337	0.759	0.003
医疗服务政策满意度	0.257	0.493	0.577	-0.002

三级指标	成分			
	1	2	3	4
医务人员专业水平	0.249	0.313	– 0.045	0.728
医疗事故风险小	0.295	0.008	0.261	0.743
个人信息安全	0.293	– 0.018	0.339	0.719
医疗机构信任	0.348	0.032	0.314	0.683
服务过程规范	0.009	– 0.033	0.059	0.863
基层就近就医	0.347	0.707	0.246	0.004
家庭医生服务	0.344	0.751	0.220	0.012
就医便捷度	0.359	0.629	0.324	– 0.011
节约时间	0.475	0.482	0.344	0.012
紧急治疗	0.476	0.525	0.270	0.007
医保报销	0.718	0.224	0.343	0.006
医疗费用	0.742	0.246	0.349	0.016

第二步,利用表 4 – 18 中指标在各主成分上的载荷数与表 4 – 17 中的主成分的初始特征值计算各指标在不同主成分线性组合中的系数,具体计算方法为指标的载荷数除以其所对应的主成分的初始特征值的开方,计算结果如表 4 – 19 所示。

表4-19 各指标在主成分线性组合中的系数

三级指标	主成分1	主成分2	主成分3	主成分4
医疗服务人员能力	0.124	0.256	0.644	0.073
医疗服务技术水平	0.104	0.232	0.729	-0.022
信息化平台满意度	0.076	0.274	0.782	0.004
医疗服务政策满意度	0.080	0.401	0.594	-0.002
医务人员专业水平	0.077	0.255	-0.046	0.861
医疗事故风险小	0.091	0.007	0.269	0.879
个人信息安全	0.091	-0.015	0.349	0.850
医疗机构信任	0.108	0.026	0.323	0.808
服务过程规范	0.003	-0.027	0.061	1.021
基层就近就医	0.107	0.575	0.253	0.005
家庭医生服务	0.106	0.611	0.227	0.014
就医便捷度	0.111	0.512	0.334	-0.013
节约时间	0.147	0.392	0.354	0.014
紧急治疗	0.147	0.427	0.278	0.008
医保报销	0.222	0.182	0.353	0.007
医疗费用	0.230	0.200	0.359	0.019

第三步,计算所有指标的系数。"初始特征值"的"方差%"表示各主成分方差贡献率,方差贡献率越大则该主成分的重要性越强。因此,方差贡献率可以看成是不同主成分的权重。由于原有指标可以用4个主成分代替,因此,指标系数可以看成是以4个主成分方差贡献率为权重,对指标在这4个主成分线性组合中的系数做加权平均。以医疗服务能力的系数计算方法为例,其系数 X

的计算方法为：

$$X = (0.124 \times 52.182 + 0.256 \times 7.554 + 0.644 \times 4.717 + 0.073 \times 3.537) \div$$

$$(52.182 + 7.554 + 4.717 + 3.537)$$

第四步，计算指标的权重。通过指标权重的归一化计算得出各指标占总体的权重和各指标占各维度的权重。最终权重计算结果如表 4 - 20 所示。

表 4 - 20　县域医共体医疗服务效果各指标权重

二级指标	三级指标	测量题项	占一级指标权重	占二级指标权重
有效性	医务人员能力提升	医疗服务人员能力(A_1)	0.074	0.327
	医疗服务水平提升	医疗服务技术水平(A_2)	0.071	0.163
	效果满意	信息化平台满意度(A_3)	0.063	0.168
		医疗服务政策满意度(A_4)	0.065	0.342
安全性	医疗事故低发	医务人员专业水平(B_1)	0.071	0.198
		医疗事故风险小(B_2)	0.056	0.217
		个人信息安全(B_3)	0.054	0.209
	过程安全规范	医疗机构信任(B_4)	0.059	0.198
		服务过程规范(B_5)	0.056	0.178
可及性	空间可及	基层就近就医(C_1)	0.067	0.220
		家庭医生服务(C_2)	0.052	0.189
		就医便捷度(C_3)	0.016	0.178
	时间可及	节约时间(C_4)	0.015	0.212
		紧急治疗(C_5)	0.052	0.201
经济性	医保支持	医保报销(D_1)	0.074	0.495
	医疗花费	医疗费用(D_2)	0.075	0.505

根据上述各指标的权重,可以计算得出县域医共体医疗服务效果各维度的复合指标值。计算公式如下:

有效性:$EF = 0.327A_1 + 0.163A_2 + 0.168A_3 + 0.342A_4$ (4-15)

安全性:$SA = 0.198B_1 + 0.217B_2 + 0.209B_3 + 0.198B_4 + 0.178B_5$

(4-16)

可及性:$TI = 0.220C_1 + 0.189C_2 + 0.178C_3 + 0.212C_4 + 0.201C_5$

(4-17)

经济性:$EC = 0.495D_1 + 0.505D_2$ (4-18)

(二)数据分析结果

 医疗服务效果的整体评价

首先,对医疗服务效果的二级指标进行描述性分析,更加详细地反映县域医共体医疗服务效果的现状,结果如表4-21所示。在有效性的三个二级指标中,居民的医疗服务效果满意均值最高(3.833),而医务人员能力提升和医疗服务水平提升的均值相对较低,这表明整体上居民对县域医共体的医疗服务效果比较满意,但是医务人员服务能力和服务水平方面还有待进一步提升。医疗服务的安全性包括医疗事故低发和过程安全规范两个二级指标,评分分别为3.247和3.047,均处于中等水平。在所有二级指标中,可及性的两个二级指标评分最低(分别为2.875和2.088),随着县、乡、村三级医疗服务网络的建立和城乡医疗服务资源均等化水平的提高,理论上医疗服务的可及性水平应达到比较高的水平,但微观调查数据显示居民对可及性的评价并不高,主要原因可能是当前基层医疗服务水平与居民的健康需求及期望之间还存在一定的差距。从医疗服务的经济性来看,居民对医保支持的评分均值为3.778,在所有二级指标中评分最高,这表明随着国家医疗保障制度的改革,居民对医保政策的满意度比较高,但是对医疗花费的评分相对较低,这表明尽管医保支付的比例不断提高,但是群众的医疗费用负担仍然较大。

依据表 4 - 20 中展示的二级指标的权重和表 4 - 21 中计算出的二级指标的均值,最终得到彭阳县医共体建设背景下医疗服务效果评价结果如表 4 - 22 所示,最终有效性的评分均值为 3.56,安全性的评分均值为 3.13,可及性的评分均值为 2.41,经济性的评分均值为 3.52。由此可以看出,与宏观的医疗服务效果指标变化分析结果不同,微观的医疗服务效果整体水平处于中上水平;对二级指标的评分比较发现,城乡居民对医共体医疗服务可及性的评价相对较低。

表 4 - 21 县域医共体医疗服务效果二级指标描述性分析

二级指标	三级指标	均值	标准差
有效性	医务人员能力提升	3.254	0.897
	医疗服务水平提升	3.320	0.818
	效果满意	3.833	0.019
安全性	医疗事故低发	3.247	0.663
	过程安全规范	3.047	0.549
可及性	空间可及	2.875	1.225
	时间可及	2.088	0.762
经济性	医保支持	3.778	0.910
	医疗花费	3.267	1.022

表 4 - 22　彭阳县医共体医疗服务效果的整体评价

二级指标	均值	标准差
有效性	3.56	0.97
安全性	3.13	0.72
可及性	2.41	1.03
经济性	3.52	0.88

研究设计的服务对象对医疗服务效果的评价为五个等级,分别赋值为 1~5,评分越高表示医疗服务效果越好。由表 4 - 21 可知,有效性、安全性、可及性和经济性的均值处于中等水平,说明彭阳县医共体的服务成本、服务形式、服务质量等基本符合居民的医疗服务需求;而可及性的均值为 2.41,说明彭阳县医共体建设过程中的居民基层就医意愿不强、家庭医生服务不充分、就医便捷度较低、就医耗费时间长、紧急治疗不到位等。分析其中一个重要原因是受彭阳县地理地貌的影响,物理空间因素影响了居民就医的距离和时间。这也反映出彭阳县目前医共体建设处于基础阶段,重在广覆盖、普惠性建设。整体上看,样本符合彭阳县医共体建设的实际情况,指标体系的构建具有一定的可靠性。

从有效性维度来看,彭阳县不断加强医院服务能力,优化公立医院服务,改善设施设备条件,开展特色科室建设;提升危重孕产妇和新生儿救治能力,加强人员培训,提升应急处置和服务能力;开展各级各类医疗机构全面实施"先诊疗、后付费"和预约诊疗服务,不断提升医共体有效性。但目前仍然存在医共体主体联动较差、基层医疗服务能力较弱、医共体政策普及性不足等问题,后续应继续增强基层医疗服务资源。例如,在人才引进策略方面,由医疗共同体主导的医院负责招聘乡镇和村级卫生专业技术人员,并对招聘流程进行优化。此外,对一线医务人员实施有针对性的资助,提供临时住宿设施,并给予交通补贴,以提高医疗人员向基层转移的积极性。这项措施的目的是激励医疗人员长期在基层医疗机构服务,持续提高和加强基层医疗服务水平。

从安全性维度来看,彭阳县按照"统一目录、统一采购、统一配送、统一支付、统一使用"的药械管理"五统一"要求,确保各成员单位药品(耗材、试剂)等使用符合规定,安全可靠。在药械管理中心设置总药师岗位,聘任职业道德好、专业素养高、责任心强的人员担任,研究制订药品(耗材、试剂)采购使用政策制度,对合理使用药品(耗材、试剂)情况进行检查、指导和考核。但目前仍然存在医疗过程不规范、基层医疗水平信任度低等问题,未来应进一步加强医疗服务供给的标准化和规范化建设。

从可及性维度来看,尽管县、乡、村三级联动的医疗服务网络已经建立,各乡镇卫生院可实时将拍摄的 DR 或心电图传输到相应的远程诊断中心,让患者在乡镇卫生院就可享受县级医疗资源,但目前仍然存在县乡转诊不及时、基层设备不足、基层医药不足等问题,基层医疗服务能力相对薄弱的问题仍然存在,群众到村卫生室和乡镇卫生院进行首诊的意愿并不强烈,由此导致资源配置均等化水平不断提高与个体感知的可及性水平并不高的矛盾。

从经济性维度来看,彭阳县不断加大财政资金统筹力度,及时下拨各项专项经费,足额配套县级事权经费,先后支持实施新建县医院和疾控中心、迁建中医院和妇幼保健院、维修改建社区卫生服务中心及部分乡镇卫生院,加大对过度检查、过度诊疗、违规收费等"三不合理"方面的检查力度,组织公立定点医疗机构开展集中带量采购,以量换价,切实降低群众用药负担,规范药品流通秩序,但仍然存在医疗药品价格高、医保报销政策不透明等问题。因此,在后续改革中,县医院可以将现有的检查、检验、消毒供应中心等资源全部向医共体内基层医疗卫生机构开放,大量节约居民直接医疗费用以及交通成本等;促进县域医共体内的医疗卫生机构分工协作,减少重复、不必要的医疗卫生服务,以及互相推诿行为带来的医疗卫生费用,以合理降低医疗卫生服务成本,大大减轻居民医疗经济压力。

 城乡视角下县域医共体医疗服务效果比较

从表4－23来看,城镇居民对医共体服务效果的评价总体较高,通过 T 检验分析得出城乡居民对县域医共体医疗服务效果的评价存在显著差异。这主要由于居住在县城范围内的城镇居民,可以享受到较为齐全的医疗设备和医疗服务,更能感受到医疗服务的有效性和安全性。而从经济性来看,城镇居民大多有退休工资,养老保障资金充足,而且去往医院交通方便,医保报销更为便捷,医疗服务经济性感知比较满意。从可及性来看,虽然城、乡可及性均比较低,但乡村的可及性更差,这主要由于农村居民居住区域分散,距离县医院、医保局等较远,交通不便,不能及时享受到医疗服务和医保报销服务,所以经济性、可及性等感知较差。所以,彭阳县医共体的建设需要重视乡村区域医疗设备的补齐与完善,开展远程医疗服务,实现县、乡、村各基层医疗机构信息互联互通,为乡村居民提供及时、可靠的医疗保险服务。

表4－23 彭阳县城乡居民对医共体医疗服务效果的评价结果

一级指标	二级指标	城镇样本			乡村样本			P
		均值	中值	标准差	均值	中值	标准差	
医疗服务效果	有效性	3.72	3.86	0.87	3.38	3.41	1.02	<0.001
	安全性	3.32	3.43	0.83	3.06	3.13	0.94	<0.001
	可及性	2.83	2.94	1.01	2.23	2.37	0.86	<0.001
	经济性	3.70	3.88	0.91	3.21	3.44	0.93	<0.001

在乡村医共体建设方面,彭阳县搭建村卫生室智慧监管系统,依托现有远

程门诊、远程影像设备、远程心电(静态)动态监护,12 家乡镇卫生院可以出具诊断报告,其中,王洼镇卫生院、古城镇卫生院、新集乡卫生院 3 家具备远程查房条件。全面实行村卫生室星级管理,突出绩效评价激励机制,完善乡村卫生一体化管理制度,严格乡村医生的准入、退出、注册、考核和绩效管理,提高乡村医生待遇;以乡镇为单位,每个乡镇遴选 2 名或 3 名乡村医生(往年培训过的不重复培训),在规定时间内到县人民医院脱产临床实践进修学习 30 天,提升基层医疗人员服务能力。但乡村仍然存在高层次技术人才紧缺、人员结构不均衡、考核评价体系不健全、编外人员薪酬待遇不高、医疗服务能力有限等问题,后续应进一步落实县级医疗资源下沉、柔性引进基层医疗服务人员、完善乡村绩效考核评价机制、推进县乡医疗信息一体化等政策。

研究基于城乡居民的个体社会调查数据评价县域医共体的医疗服务效果。首先采用扎根理论方法构建了县域医共体医疗服务效果评价的指标体系,运用因子分析和描述性统计、T 检验等方法对城乡居民问卷调查数据进行分析,测度结果显示,医共体医疗服务效果的可及性为 2.41,低于一般水平,表明彭阳县医共体的就医便捷度、信息化平台、家庭医生服务等水平较低,这也反映出彭阳县目前医共体处于基础阶段,重在广覆盖、普惠性建设。此外,乡村地区的医疗服务效果要显著差于城镇地区。

对比宏观的医疗服务指标变化情况与微观的医疗服务效果评价结果发现,宏观制度层面的医共体建设效果明显,但微观层面的医疗服务效果还有待提升。这种宏观和微观结果的差异,一方面表明当前我国医共体建设还处于增量发展阶段,需要在增加资源投入、加大基础设施建设、提高医疗服务供给能力的同时提高医疗服务效果和居民获得感,另一方面也启示我们医疗服务的实践工作要关注人民群众现实的医疗服务需求和实际医疗服务利用情况,对医共体建设成效的考察要综合宏观的评价指标和微观的评价指标。

第五章

县域医共体过程协同对医疗服务效果的影响研究

第一节　彭阳县医共体过程协同的现状

一、彭阳县医共体过程协同的主要举措

依据国家出台的《关于推进紧密型县域医疗卫生共同体建设的通知》，彭阳县制定了《彭阳县医疗服务共同体试点工作实施方案》《彭阳县医共体运行管理办法（试行）》等政策文件推动县域医共体发展，成立了医共体管理委员会，建立了县、乡、村三级医疗机构统筹协调和分工合作机制，县、乡、村各级医疗机构通过健康云平台实现信息资源共享，形成了以县级医疗机构为龙头，乡镇卫生院为枢纽，村卫生室为基础的一体化医疗卫生服务网络。

县域医共体过程协同是指不同医疗机构围绕具体的医疗服务提供过程所开展的协同合作活动，基于对彭阳县医共体发展实践的剖析，其主要

包括资源共享、人才交流、双向转诊和家庭医生签约服务（以下简称家医签约）四个方面内容。在传统的县域医疗服务体系中，尽管县、乡、村三级医疗卫生体系早已建立，分级诊疗制度也在探索中不断发展，但不同层级医疗机构间的协同合作仍然存在体制机制上的障碍，主要表现为县、乡、村三级医疗机构的财政投入力度不同，人力资源管理和人才分配的管理不统一。受历史背景和制度因素影响，我国乡镇卫生院和县级医院享有的财政支持政策不同，乡镇卫生院享有全额财政补贴，而县级公立医院则定位于公益性二类事业单位，接受差额财政拨款。过去，县级公立医院与基层卫生服务机构在资源分配上往往展开竞争，导致基层卫生服务机构往往因资源外流而处于不利地位。现在，随着医疗共同体的成立，公立医院与基层卫生服务机构之间的关系已经从原本的层级对立转变为以"总院"与"分院"形式协同合作的模式。在医共体体制改革的基础上，资源共享和人才交流解决了医共体内部物质资源统一管理和人才资源有效流动的问题，双向转诊和家庭医生签约服务使得不同层级医疗机构围绕群众就医行为与健康保障的协同合作成为制度化、常态化内容。

在资源共享方面，坚持"集中组建，分步推进"的原则，县人民医院和县中医医院分别与全县 14 个乡镇卫生院按 8∶6 的比例组建紧密型县域医共体，实行人力资源、医疗业务、财务绩效、药品耗材采购统一管理，乡镇卫生院原有的机构设置、行政隶属关系、功能定位、财政补偿政策和政府投入方式不变，继续享受公益一类事业单位财政补助待遇，财政补助资金不纳入医共体的收入分配，医共体内绩效分配实行县、乡、村统一核算，可向乡级适当倾斜。

在人才交流方面，制定出台《彭阳县医疗健康总院人事统一管理实施方案》等系列文件，根据资源配置需要，建立"能上能下、能出能进"的人员管理机制，先后为各分院统一聘任 54 名班子成员，统一调配使用 36 名专业技术人员。在调配使用过程中，人员身份不变，不办理人事调动手续，占用编制类型不做调整，确保专业技术人才有序流动，激发基层医务人员工作积极性。续聘 182 名乡村医生,每年选派基层医务人员参加各类培训项目,其中 2022 年就从基层选派 25 名乡村医生和 2 名临床医生参加基层卫生人才能力提升项目培训。

在推进双向转诊方面,总院依托 5 大管理中心及其他业务中心,对各医疗卫生机构提供统一业务指导、技术服务和诊疗检查。落实分级诊疗及双向转诊制度,明确双向转诊标准及病种,将工作开展情况和上转病人跟踪管理纳入绩效考核。成立疾病预防控制和妇幼卫生保健两个专业指导团队,指导各分院开展公共卫生服务工作。为落实好门诊大病政策,将高血压、糖尿病认定权限扩大至基层医疗机构,门诊大病“长处方”制度同步执行。

在实施家庭医生签约服务方面,一是探索建立“三级团队”服务模式。一级团队为家庭医生签约服务团队,是以县级医疗卫生机构、乡镇卫生院(社区卫生服务站)、村卫生室医务人员为主体组建,由 3 ~ 5 人组成,承担签约群众健康档案建立、预约就诊、转诊服务、健康教育、健康促进、预防接种、重大疾病等健康管理工作,全县共组建家庭医生签约服务团队 162 个。二是应用“互联网 +”做实签约服务。借助第三方信息平台,建立“互联网 + 家庭医生服务平台”,签约居民通过手机 App,扫取该家庭医生签约服务团队的二维码,即可进入平台进行在线健康咨询、健康教育和疾病诊治。

二、彭阳县医共体过程协同的水平评价

(一)变量测量

本章基于现有相关研究和成熟量表,结合县域医共体发展的现实情景和访谈结果,设计资源共享、人才交流、双向转诊、家医签约与县域医疗服务效果的有效性、安全性、可及性和经济性的测量题项和量表。资源共享、人才交流、双向转诊和家医签约的取值由其测量题项的回答值加总求平均得出。

资源共享

资源共享是指两个或两个以上个体为实现同一目标而进行的协作,其中每个个体都会相互影响和合作,通过主体间的资源共享,可以打破多主体协作中不同主体的壁垒,实现真正意义上的合作共赢[129]。参考了封进等[105]、李盛竹和赵志营[149]、王鹏等[150]人对资源共享的相关研究,以及高鹏和范君晖对医共体生成逻辑的研究[151],本研究设计了三个题项测量资源共享。具体的变量设置与测量题项如表5-1所示。

表5-1 资源共享的变量设置与测量题项

变量名称	测量题项	赋值	变量类型
资源共享	(1)县医院目前对全县医疗卫生机构进行统一管理	1 = 完全不同意 2 = 不同意 3 = 一般 4 = 比较同意 5 = 非常同意	有序变量
	(2)乡镇卫生院能够得到县医院的技术指导		
	(3)检查结果在乡镇卫生院和县医院之间互认		

2 人才交流

人才交流是不同组织之间的人员流动和信息传递,可以通过各种形式进行,如学术交流、技术交流、文化交流等,旨在促进人才资源的共享和优化配置。在医共体中,人才交流可以打破地域限制,促进医疗技术和管理经验的共享,实现医疗资源的优化配置,从而提高诊疗水平和服务质量。通过人才交流,医共体内的医疗机构可以共享优质的医疗资源,如专家、设备和技术。参考了李良成等[152]和刘冠宇等人的研究[153],本研究设计了三个题项测量人才交流。具体的变量设置与测量题项如表5-2所示。

表5-2 人才交流的变量设置与测量

变量名称	测量题项	赋值	变量类型
人才交流	(1)县级医院的医生会到基层来坐诊	1 = 完全不同意	有序变量
	(2)医院之间会定期交流学习	2 = 不同意 3 = 一般	
	(3)县级医疗机构的医生会来乡镇卫生院开展健康教育讲座	4 = 比较同意 5 = 非常同意	

3 双向转诊

通过向上转诊,基层医疗机构可以将疑难病例转交给二级或三级医疗机构进行诊治,从而通过协作提高自身的诊疗水平;同时,通过向下转诊,基层医疗机构可以将病情稳定的患者转回,减轻大医院的就诊压力。参考刘晓玉和邓群钊[154]、雷光和等[155]、林陶玉和唐昌敏[156]的研究,本研究设计了三个题项测量双向转诊。具体的变量设置与测量题项如表5-3所示。

表5-3 双向转诊的变量设置与测量题项

变量名称	测量题项	赋值	变量类型
双向转诊	(1)基层医院遇到难以解决的问题时会立即联系上一级医疗机构	1 = 完全不同意	有序变量
	(2)在不同层级医院之间转诊方便、快捷	2 = 不同意 3 = 一般	
	(3)基层医疗机构会积极宣传和落实双向转诊政策	4 = 比较同意 5 = 非常同意	

4 家医签约

家医签约是指居民通过与基层医疗卫生机构签订一定期限服务协议的方式,与家庭医生建立长期稳定的契约关系。签约后,居民可享受约定的基本医疗、公共卫生和健康管理等服务。在医共体中,通过家医签约的推广可以吸引更多的居民到基层医疗卫生机构就诊,提高基层医疗卫生机构的服务量和服务质量,从而促进基层医疗卫生机构的发展。参考梁土坤[157]、许兴龙[158]等人的研究,本研究设计了两个题项测量家医签约。具体的变量设置和测量题项如表5-4所示。

表5-4　家医签约的变量设置与测量题项

变量名称	测量题项	赋值	变量类型
家医签约	(1)我参加了家庭医生签约服务	1 = 完全不同意 2 = 不同意 3 = 一般 4 = 比较同意 5 = 非常同意	有序变量
	(2)家庭医生对提升我的健康水平有帮助		

(二)结果分析

研究从服务对象服务利用感知和主观评价的角度来评价彭阳县医共体过程协同的水平,测量题项已详细介绍,每个题项的回答包括1~5等级,等级越高表示调查对象对过程协同的评分越高。资源共享、人才交流、双向转诊和家医签约均由其对应题项得分加总后求平均值得出。通过对样本数据的描述性统计分析,彭阳县医共体过程协同水平的描述性统计结果如表5-5所示,总体来看彭阳县医共体的过程协同水平较高。

表5-5 过程协同的描述性统计结果

变量名称	总体样本/人	平均值	标准差	中位数
资源共享	1636	4.260	0.741	4.333
人才交流	1636	4.212	0.786	4.333
双向转诊	1636	4.322	0.722	4.667
家医签约	1636	4.302	0.770	4.500

第二节 过程协同对医疗服务效果的影响

一、研究假设

过程协同对医疗服务效果的影响可以在资源共享、人才交流、双向转诊和家医签约四个方面的相关研究中找到证据,但现有研究多为对单个领域的协同关系进行分析,忽视了多个协同内容之间的综合评价,因此难以比较各协同内容之间对服务效果影响的差异性。D. H. Rosenbloom 指出,协同治理是发生在相互尊重和共享学习的背景下建立关系的治理形式,需要参与主体间具有协助的形式才能发生[159]。公共利益的附加值会促进信任和公平的过程产生[160],影响公共服务的实施效果。Bingham 和 O'Leary 发现,协作与参与一样,作为达到目的的手段,这与冲突或对抗性治理不同,作为目的,协作代表对政策或决策的接受更广泛[161]。通过协同治理,公民围绕政府以共同的信念团结起来,并在其他人做同样的事情之前协调促进与这些信念一致的政策安排,提升了公共服务的实践效果[162]。但对于正在进行的关于管理、政治和法律的对话并没有充分解决各协助过程作为独立变量在协作治理中的公共价值。在协作治理的安排下,当协作环境发生变化时如何通过激励合作和谈判来减少主体之间的竞争还不明确,协作治理理论可能面临着扩展上述内容的局限性[163]。依据协同治理理论,协作治理流程让不同的利益相关者参与关于公共产品或服务的审议,以共识为导向形成决策,在协作进程中通过更广泛的政策过程动态地影响参与者之间的信任和知识共享,最终通过产生更容易实施和被视为更合法的政策解决方案,获得参与者的结果反馈,以进一步解决、减少与对抗性进程相关的成本、政治化和执行失败等问题[164-166]。

从整个医疗服务的协同过程来看,县域医共体协同治理对医疗服务效果的影响来源于协同过程中资源共享、人才交流、双向转诊和家医签约的协同。与以往对协同治理作为单独变量的研究不同,本研究强调了不同协同过程和内容之间对服务效果影响的差异性,将其构建为完整的理论分析框架,如图5-1所示。

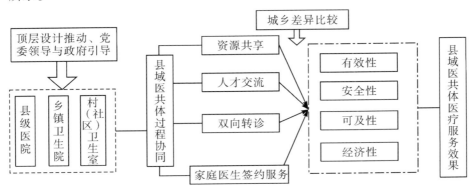

图5-1 县域医共体过程协同对医疗服务效果影响的理论分析框架

（一）资源共享对县域医共体医疗服务效果的影响

资源共享是指两个或两个以上个体为实现同一目标而进行的协作,其中每个个体都会相互影响和合作,通过主体间的资源共享,可以打破多主体协作中不同主体的壁垒,实现真正意义上的合作共赢[167]。在实践中多个主体通常具有一致的战略目标,在协作过程中将个体联结为整体,从而实现各主体之间的分工明确和资源的有效配置[168]。结合契约治理理论和资源配置理论的观点,在多元主体参与协同治理的过程中,通过设计平等的主体结构体系和共享规则资源的制度框架,实现资源相互输送与利用,弥补组织资源差距,促进资源整合,以实现资源的最大化利用与互惠。在公共服务领域中,资源共享需要政府的支持,也需要公共服务的受众发挥内生动力,才能形成"内"与"外"的良性互动[169]。例如,岳鹄和朱怀念基于珠三角科技资源共享策略的博弈分析发现,从博弈论视角来看,所谓协同创新是指创新主体主动寻求与其他主体相匹配的创新要素,通过对创新要素的整合与运用,充分释放彼此间人才、资本、信息、技术等创新要素的活力,最终实现各自利益的最大化。而与封闭式创新模式不同的是,参与主体必须制订一项可行的策略来协调资源共享,故合理的利益分配和科技资源(指用于技术创新的资源,包括基础设施、设备、人力资源和尚未公开的知识等)共享机制已成为协同创新成功的关键[170]。熊回香等人的研究发现,利用关联数据技术的优势,我们一方面可以扩展电子病历资源的语料库领域,为未来的知识检索和语义检索奠定基础;另一方面,强化电子病历资源与其他相关信息的关联性,充实电子病历资源的医学背景知识,扩展其服务范围,最大限度地发挥电子病历资源的价值,解决资源间互联互通的难题,并提高诊疗和检索的效率[171]。而在我国医疗联合体建设的政策评估中,封进等人的研究发现,医疗联合体建设是以整合和共享医疗资源为目标的一项制度创新,医联体建设确实增强了基层医疗机构的服务能力,表现为有效地引导患者(特别是轻症患者、慢性病患者)到基层医疗机构就诊,这也意味着三级医院通过资源共享的渠道,可以有效提升基层医疗服务能力,推动分级诊疗。资源共享有利于克服知识和资源不对称对参与者的消极影响,通过"一张网"建设,完善信息的协同共享,开通信息系统终端,形成全面覆盖、信息共享的综合治理信息平台。同时,加强资源整合也能强化党的领导和政府主导作用,发挥市场资源、社会资源的重要作用,形成不同治理资源的叠加效应;能够矫正利益相关者的弱势地位,提升服务效果的有效性、安全性、可及性和经济性。

在医共体中,资源共享加快了紧密型县域医共体的建设,利用资源互补性、风险分担激励其尽可能实现目标。正如 H. XIA 等人所指出的,基于个人之间的点对点关系,通过医务人员、设施和其他医疗资源来共享医疗服务工作,医疗数据的创新、整合、分析和共享有可能极大地改变医疗系统的当前模式,并在未来为个人提供精确和预测性的医疗服务[172]。医疗资源共享的参与者即委托代理的双方为政府和医院,因此必须搭建双方的信任合作机制,减少医疗资源共享的内外部风险[173]。据王超和王培刚的分析,医疗资源存在"市场失灵"和"政府失灵"的双重风险,大医院对医疗资源的"虹吸"将限制基层医疗卫生机构对医疗资源的获取,挤压后者的生存和发展空间,因此医疗资源共享是兼顾医疗卫生服务市场效率和公平、破解医疗资源供需矛盾的重要举措[174]。对于有效性来说,资源共享能最大限度地提供有效的医疗服务,通过整合和优化资源,避免重复投入和浪费,从而提高医疗服务的效率和效果。对于安全性而言,资源共享可以促进医疗信息的快速、准确传递,有助于医生及时了解患者的病情,制订合理的治疗方案,提高医疗安全性。对于可及性,资源共享通过整合和优化资源,提高了医疗服务的响应速度和处理效率,从而提升了医疗服务的可及性。对于经济性,资源共享有助于降低医疗服务的成本并提高效率。通过整合和优化资源,实现资源的最大化利用与互惠,也能够减轻医疗机构的经济压力。

基于此,本章提出以下假设:

H5 - 1:资源共享对县域医疗服务效果的有效性具有显著的正向影响。

H5 - 2:资源共享对县域医疗服务效果的安全性具有显著的正向影响。

H5 - 3:资源共享对县域医疗服务效果的可及性具有显著的正向影响。

H5 - 4:资源共享对县域医疗服务效果的经济性具有显著的正向影响。

(二)人才交流对县域医共体医疗服务效果的影响

医疗服务人才是提供医疗卫生服务、保障人民健康权益的重要支撑,如何发挥好医疗服务人才的作用与提升医疗服务资源的配置水平同样重要。然而,医疗卫生服务的专业性也带来了医疗服务人才的稀缺性,尤其是在中西部乡村地区。为了尽可能解决基层医疗服务人才短缺的问题,通过健全人才流动和交流机制,充分发挥县级医院人才的带动作用成为可行的路径。人才交流可以促进知识和技能的传播。在协同治理的过程中,不同地区、不同领域的人才可以通过交流,分享各自的知识和经验,从而提高整体的治理能力。在过程协同中将人才交流视为一个动态过程时,合作伙伴增加了共享信息,汇集了资源和相互尊重[175]。

基于协同理论,组织对象一般具有复杂、开放、自组织、协同效应的特点,其子系统内部相互作用、彼此耦合,产生协同效应。结合人才成长和发展的内在规律,组织中通过人才引进协同、人才培育协同、人才流动协同、人才评价协同、人才激励协同、人才服务保障协同六个方面,形成人才协同发展[176]。在郭书剑的研究中,不论是向上流动还是向下流动,多数高层次人才流动后的学术影响力较流动前更大,一是由知识溢出和匹配度改善所驱动的积极处理效应,二是由常规破坏和特定关系型人力资本流失所驱动的消极处理效应,三是由流动自主性所驱动的积极选择效应[177]，城乡间多样化的组织协作正好满足了人才生态发展的需求[178]。在人才交流协作中参与者可以同步感知到协作的成果，一方面交流本身就可以对协作结果产生积极影响，另一方面可以在人才交流的协作过程中不断改进、不断优化协作流程。因此，在人才交流、人才协同发展方面投入更多资源，保障人才交流能够切实让人才主体获得便利，提升其服务可及性；保障公共服务能够满足参与主体的需求，提升其有效性和满意度。

在我国医疗服务体系中，县级医疗卫生机构、城镇社区卫生服务机构、乡镇卫生院及村卫生室、诊所、门诊部等作为城乡三级医疗卫生服务网络的"网底"，往往发挥着居民健康"守门人"的重要作用，是筑牢我国医疗、疾控、妇幼保健体系的基础，在推行分级诊疗、医共体建设、公共卫生服务、疫情防控等工作中都必须依靠"强基层"来落实，是切实促进基本医疗卫生服务公平的重要保障。但有关调查研究显示，我国乡村医疗卫生人才和专业人才仍然短缺。在医共体中，人才交流可以打破地域限制，促进医疗技术和管理经验的共享，实现医疗资源的优化配置，从而提高诊疗水平和服务质量。医共体内的医疗机构可以共享优质的医疗资源（如专家、设备和技术），从而提高整体的医疗服务水平。通过与其他医疗机构的医务人员交流，医务人员可以了解到不同地区的医疗现状和发展动态，拓宽视野，提高自身的专业素养。基于人才交流，在有效性方面，人才交流有助于推动县域医疗机构的技术创新，提高医务人员的业务水平。在安全性方面，通过与其他医疗机构的医务人员交流，提高自身的应急处理能力，提高风险识别、评估和控制的能力，降低医疗风险。在可及性方面，有利于缩短患者的诊疗时间，提高医疗服务的可及性。在经济性方面，通过引进外部优秀人才，降低人力成本，提高医疗服务的经济性。

基于此，本章提出以下假设：

H5-5：人才交流对县域医疗服务效果的有效性具有显著的正向影响。

H5 - 6：人才交流对县域医疗服务效果的安全性具有显著的正向影响。

H5 - 7：人才交流对县域医疗服务效果的可及性具有显著的正向影响。

H5 - 8：人才交流对县域医疗服务效果的经济性具有显著的正向影响。

（三）双向转诊对医疗服务效果的影响

在县域医共体服务过程中，县级医院和乡镇卫生院围绕患者不同治疗阶段的医疗服务需求和医疗服务机构的服务能力达成双向转诊的协同治理规则。双向转诊是指患者在就诊过程中，根据病情需要，从一个医疗机构转诊到另一个医疗机构接受进一步诊治的过程。这种转诊可以是向上转诊（从基层医疗机构转到二级或三级医疗机构）或向下转诊（从二级或三级医疗机构转到基层医疗机构）。双向转诊的目的是实现医疗资源的合理分配和优化利用，提高患者的就医满意度和治疗效果。通过双向转诊，患者可以在不同级别的医疗机构之间得到更加专业、全面的诊疗服务，同时也有助于缓解大医院的就诊压力，提高基层医疗机构的服务能力。在林建鹏等人的研究中，基于居民感知视角，居民认为我国目前双向转诊制度实施中的下转成效初步凸显，有较多的慢性病患者选择下转到基层医疗机构继续后续观察治疗，说明近些年我国的双向转诊"下转难"的问题得到了一定的缓解[181]。从双向转诊制度的推进与实施过程来看，双向转诊一定程度上可以缓解大医院床位数量紧张、医疗资源短缺等问题，并能充分利用基层医疗机构的卫生资源[182]。但在现实情境中，县域医务人员双向转诊意愿仍有待提升，主要原因包括目前的医保方案各院不统一，医保定额无法拆分，转诊的医保费用无法做到共同结算，会造成上、下级医院的利益分配不均匀，有可能造成低级别医院"无私奉献"，降低其上转意愿。高级别的医院由于知名度高、医疗技术水平领先，往往会形成"虹吸效应"，吸引大量患者涌入三甲医院[183]。

在医共体中,通过双向转诊,与患者健康结果相关的信息得以反馈到医疗部门并得到反馈,这对长期的治疗过程具有重要意义。当患者认为医疗部门能够提供积极有效的治疗过程,会引发积极的情绪反应。例如,当患者对治疗的各个方面感到困惑时,他们可能不愿意或无法遵循医疗建议[184]。而通过双向转诊,患者可以在不同级别的医疗机构之间得到更加专业、全面的诊疗服务,会减少患者不必要的心理困扰,患者对医疗的配合性和依从性会更高[185]。此外,一方面,通过向上转诊,基层医疗机构可以将疑难病例转交给二级或三级医疗机构进行诊治,从而协作提高自身的诊疗水平;同时,通过向下转诊,基层医疗机构可以将病情稳定的患者转回,减轻大医院的就诊压力。通过双向转诊,患者可以在不同级别的医疗机构之间得到更加专业、全面的诊疗服务,避免了因就医难、看病贵等问题导致的不满意。另一方面,现行的信息化平台使患者可以通过线上渠道提交反馈,这允许患者在方便的时间和地点以保证匿名的方式分享他们对治疗的意见,可以提高双向转诊的透明度并促进患者和医疗部门优化转诊方案。在 Li 等人的研究中,通过双向转诊,各医疗机构可以相互学习、借鉴先进的诊疗技术和管理经验,提高自身的服务水平,有助于激发医共体内部的竞争与合作[186]。

基于有效性,通过双向转诊,患者可以在不同级别的医疗机构之间得到更加专业、全面的诊疗服务,从而提高治疗效果。基于安全性,通过向上转诊,基层医疗机构可以将病情复杂的患者转交给更高级别的医疗机构进行诊治,降低医疗风险。基于可及性,基层医疗机构可以将病情稳定的患者转回,方便患者长期就近观察。基于经济性,向下转诊可以降低医疗费用支出。

基于此,本章提出以下假设:

H5-9:双向转诊对县域医疗服务效果的有效性具有显著的正向影响。

H5-10:双向转诊对县域医疗服务效果的安全性具有显著的正向影响。

H5 - 11：双向转诊对县域医疗服务效果的可及性具有显著的正向影响。

H5 - 12：双向转诊对县域医疗服务效果的经济性具有显著的正向影响。

（四）家医签约对医疗服务效果的影响

家庭医生签约服务是指居民与基层医疗卫生机构达成一定期限的服务协议，以此与家庭医生建立长期、稳定的契约关系。在签约家庭医生服务后，居民可以享受到包括基本医疗、公共卫生和健康管理在内的多项服务，县级医院、乡镇卫生院和村卫生室的医疗服务人员依据家庭医生签约服务的服务协议内容向城乡居民提供服务。柳馨等人认为，家庭医生服务模式是以全科医生为主要实施者、社区为服务范围、家庭为服务单位，以提供连续的健康管理为目标，通过契约服务形式实现的医疗卫生服务和健康管理的服务模式[187]。在李乐乐等人的研究中，社区家庭医生的签约服务，可以明显减少老年人对医疗服务的财务支出，提升他们的健康状况，并减轻他们的经济压力；同时，这种服务还能降低老年人就医的频次和涉及的科室数量，提升社区医疗服务的效率；此外，它还有助于避免老年人过度使用高端医疗服务，促进分级诊疗体系的建设和医疗资源的最佳分配[188]。

在医共体中，家医签约的推广可以吸引更多的居民到基层医疗卫生机构就诊，提高基层医疗卫生机构的服务量和服务质量，从而促进基层医疗卫生机构的发展[189]。家医签约可以让居民与家庭医生建立长期稳定的契约关系，增强医患之间的信任和沟通，减少医患矛盾和纠纷[190]。基于有效性，由于家庭医生与居民建立了长期稳定的契约关系，可以更好地了解居民的健康状况和需求，提供更加个性化和有效的医疗服务。基于安全性，家庭医生可以为居民提供全方位的健康管理和医疗服务，及时发现和处理疾病风险，减少医疗事故的发生。基于可及性，由于家庭医生与居民建立了密切联系，可以更快地响应居民的需求,提供及时的医疗服务。基于经济性,通过建立家庭医生团队,整合医疗资源,优化医疗服务流程,可以减少重复检查和治疗,降低医疗费用。

基于此,本章提出以下假设:

H5 – 13:家医签约对县域医疗服务效果的有效性具有显著的正向影响。

H5 – 14:家医签约对县域医疗服务效果的安全性具有显著的正向影响。

H5 – 15:家医签约对县域医疗服务效果的可及性具有显著的正向影响。

H5 – 16:家医签约对县域医疗服务效果的经济性具有显著的正向影响。

二、结果分析

(一)资源共享影响医疗服务效果的结果分析

表5 – 6报告了资源共享对县域医疗服务效果的影响,采用OLS回归分析,控制了性别、居住地、年龄、文化程度、民族、婚姻状况、家庭人口数、家庭月收入、自评健康状况、家庭成员是否患病、医疗保险、总支出、门诊次数和住院次数,数据结果显示模型稳健性较好。

表5 – 6 资源共享对县域医疗服务效果的影响

变量	(1) 有效性	(2) 安全性	(3) 可及性	(4) 经济性
资源共享	0.665***	0.673***	0.636***	0.621***
	(30.21)	(31.91)	(27.14)	(25.63)
性别	0.333	0.094	0.252	– 0.005
	(1.37)	(0.39)	(1.04)	(– 0.02)
居住地	– 0.331	– 0.052	– 0.514*	– 0.220
	(– 1.21)	(– 0.18)	(– 1.70)	(– 0.66)

续表 5 - 6

变量	(1) 有效性	(2) 安全性	(3) 可及性	(4) 经济性
年龄	0. 177	0. 489	0. 169	0. 329
	(0. 20)	(0. 54)	(0. 18)	(0. 31)
文化程度	- 0. 326*	- 0. 365*	- 0. 346*	- 0. 270
	(- 1. 83)	(- 1. 85)	(- 1. 73)	(- 1. 19)
民族	0. 083	- 0. 261	- 0. 094	0. 178
	(0. 31)	(- 0. 94)	(- 0. 35)	(0. 55)
婚姻状况	0. 415	0. 573*	0. 471	0. 609
	(1. 29)	(1. 74)	(1. 36)	(1. 52)
家庭人口数	- 0. 264***	- 0. 229***	- 0. 218*	- 0. 248
	(- 3. 69)	(- 3. 30)	(- 1. 86)	(- 1. 51)
家庭月收入	0. 255	0. 315	0. 043	0. 231
	(0. 80)	(1. 04)	(0. 11)	(0. 59)
自评健康状况	0. 474***	0. 491***	0. 338**	0. 545***
	(2. 75)	(3. 33)	(2. 17)	(3. 15)
家庭成员是否患病	- 0. 448*	- 0. 126	- 0. 531**	- 0. 116
	(- 1. 66)	(- 0. 48)	(- 2. 10)	(- 0. 38)
医疗保险	- 0. 558	- 0. 755*	- 0. 312	- 0. 281
	(- 1. 22)	(- 1. 72)	(- 0. 67)	(- 0. 53)
总支出	0. 217*	0. 275**	0. 252**	0. 357***
	(1. 92)	(2. 52)	(2. 22)	(2. 76)

续表 5 – 6

变量	(1) 有效性	(2) 安全性	(3) 可及性	(4) 经济性
门诊次数	– 0.010	– 0.093	– 0.153	– 0.277
	(– 0.08)	(– 0.62)	(– 1.00)	(– 1.55)
住院次数	– 0.566***	– 0.558***	– 0.386**	– 0.516***
	(– 3.97)	(– 3.52)	(– 2.37)	(– 2.62)
常数项	1.106	0.459	1.310	0.979
	(0.62)	(0.25)	(0.72)	(0.47)
R-squared	0.548	0.536	0.520	0.430
N	1636	1636	1636	1636

注:括号内为标准差。显著性水平: $^{*}P < 0.10$, $^{**}P < 0.05$, $^{***}P < 0.01$。

从表 5 – 6 模型(1)来看,资源共享对县域医疗服务效果的有效性影响在 1% 的水平上显著为正,说明资源共享能够对县域医疗服务效果的有效性产生积极影响,验证了假设 H5 – 1。在县域医共体服务中,医共体是政府内部的跨部门合作与协调,以调动更多基层组织形成服务合力,通过资源共享使参与主体充分知晓目前健康总院对全县医疗卫生机构进行统一管理,为基础协同提供了便利,能最大限度地提供有效的医疗服务,通过整合和优化资源,避免重复投入和浪费,从而提高医疗服务的效率和效果。从表 5 – 6 模型(2)来看,资源共享对县域医疗服务效果的安全性影响在 1% 的水平上显著为正,说明资源共享能够对县域医疗服务效果的安全性产生积极影响,验证了假设 H5 – 2。通过资源共享,加强了健康信息化建设及信息化平台在公众中的宣传作用,使公众建立了对健康医疗服务的信任感,并且可以促进医疗信息的快速、准确传递,有助于医生及时了解患者的病情,制订合理的治疗方案,提高医疗安全性,提升医疗服务效果的安全性。从表5-6模型(3)来看,资源共享对县域医疗服务效果的可及性影响在1%的水平上显著为正,说明资源共享能够对县域医疗服务效果的可及性产生积极影响,验证了假设H5-3。通过资源共享,医共体建立了多元主体集体行动的协同精神,协调资源和功能满足公众的医疗需求,提高了医疗服务的响应速度和处理效率,从而提升了医疗服务的可及性。从表5-6模型(4)来看,资源共享对县域医疗服务效果的经济性影响在1%的水平上显著为正,说明资源共享能够对县域医疗服务效果的经济性产生积极影响,验证了假设H5-4。通过资源共享,公众能够充分理解政府的公共政策,减少了各主体之间因信息不畅带来的交易费用,通过整合和优化资源,实现资源的最大化利用与互惠,从而减轻了患者的经济压力。

因此,资源共享水平的提升能够显著提高医疗服务的有效性、安全性、可及性和经济性。对于有效性而言,资源共享使得医疗资源能够在不同医疗机构之间进行更为合理的分配。对于安全性而言,资源共享推动了医疗信息的共享和互通,使得医疗机构之间的监管更为便捷和高效,能够及时发现和处理潜在的医疗风险,确保医疗服务的安全性。对于可及性而言,资源共享使得医疗机构能够共享彼此的资源和服务,从而扩大自身的服务范围,基层医疗机构通过共享上级医院的医疗资源,能够提升自身的服务能力,使得更多的患者能够在基层得到治疗,提高了医疗服务的可及性。对于经济性而言,资源共享减少了医疗机构的重复建设和资源浪费,从而降低了医疗成本。

> "我们通过一体化的信息平台建设实现县、乡、村三级医疗卫生机构的医疗资源共享,村卫生室可以通过在线诊疗系统与县级医院的医生进行会诊,药品也由健康总院统一管理和统一配送,极大提升了基层的医疗服务能力。"
>
> ——健康总院负责人(访谈记录:202300203)

（二）人才交流影响医疗服务效果的结果分析

采用 OLS 回归分析方法验证人才交流对医疗服务效果的影响,控制了性别、居住地、年龄、文化程度、民族、婚姻状况、家庭人口数、家庭月收入、自评健康状况、家庭成员是否患病、医疗保险、总支出、门诊次数和住院次数等变量的影响,数据结果如表 5 − 7 所示,结果显示模型效果较好。

表 5 − 7　人才交流对医疗服务效果的影响

变量	（1） 有效性	（2） 安全性	（3） 可及性	（4） 经济性
人才交流	0.579***	0.587***	0.551***	0.549***
	（25.88）	（26.18）	（24.52）	（22.96）
性别	0.447*	0.208	0.361	0.099
	（1.72）	（0.80）	（1.39）	（0.33）
居住地	0.117	0.402	− 0.086	0.199
	（0.38）	（1.23）	（− 0.26）	（0.55）
年龄	− 0.847	0.221	− 0.771	0.649
	（− 0.09）	（0.22）	（− 0.08）	（0.06）
文化程度	− 0.318	− 0.358*	− 0.339	− 0.263
	（− 1.62）	（− 1.69）	（− 1.60）	（− 1.14）
民族	0.240	− 0.103	0.057	0.319
	（0.83）	（− 0.34）	（0.19）	（0.93）
婚姻状况	0.467	0.625*	0.520	0.657
	（1.35）	（1.77）	（1.44）	（1.61）

续表 5 - 7

变量	(1) 有效性	(2) 安全性	(3) 可及性	(4) 经济性
家庭人口数	-0.396***	-0.362***	-0.346***	-0.366**
	(-5.55)	(-5.09)	(-3.04)	(-2.25)
家庭月收入	0.255	0.312	0.049	0.209
	(0.70)	(0.89)	(0.11)	(0.49)
自评健康状况	0.760***	0.779***	0.612***	0.804***
	(4.19)	(4.66)	(3.66)	(4.22)
家庭成员是否患病	0.049	0.378	-0.058	0.357
	(0.17)	(1.31)	(-0.21)	(1.11)
医疗保险	-0.316	-0.512	-0.078	-0.070
	(-0.67)	(-1.09)	(-0.16)	(-0.13)
总支出	0.285**	0.343***	0.317***	0.422***
	(2.27)	(2.82)	(2.67)	(3.10)
门诊次数	-0.069	-0.151	-0.210	-0.326*
	(-0.43)	(-0.93)	(-1.25)	(-1.72)
住院次数	-0.702***	-0.697***	-0.515***	-0.647***
	(-4.49)	(-4.15)	(-3.04)	(-3.28)
常数项	1.878	1.241	2.046	1.705
	(0.99)	(0.63)	(1.04)	(0.78)
R-squared	0.476	0.467	0.449	0.385
N	1636	1636	1636	1636

注:括号内为标准差。显著性水平:* $P < 0.10$,** $P < 0.05$,*** $P < 0.01$。

从表 5 - 7 模型(1)来看,人才交流对县域医疗服务效果的有效性影响在 1% 的水平上显著为正,说明人才交流能够对县域医疗服务效果的有效性产生积极影响,验证了假设 H5 - 5。在县域医共体服务中,人才交流有助于促进人才资源共享,进一步推动县域医疗机构的技术创新,提高基层医务人员的业务水平,提升了服务效果的有效性。从表 5 - 7 模型(2)来看,人才交流对县域医疗服务效果的安全性影响在 1% 的水平上显著为正,说明人才交流能够对县域医疗服务效果的安全性产生积极影响,验证了假设 H5 - 6。在县域医共体服务中,通过与其他医疗机构的医务人员交流,提高了医务人员自身的应急处理能力,提高风险识别、评估和控制的能力,降低医疗风险,提升了服务效果的安全性。从表 5 - 7 模型(3)来看,人才交流对县域医疗服务效果的可及性影响在 1% 的水平上显著为正,说明人才交流能够对县域医疗服务效果的可及性产生积极影响,验证了假设 H5 - 7。在县域医共体的人才交流中,基层医务人员自身能力的提升有利于患者在基层医疗部门完成诊疗,缩短患者的诊疗时间,提高医疗服务的可及性。从表 5 - 7 模型(4)来看,人才交流对县域医疗服务效果的经济性影响在 1% 的水平上显著为正,说明人才交流能够对县域医疗服务效果的经济性产生积极影响,验证了假设 H5 - 8。通过人才交流,引进外部优秀人才,降低人力成本,提升了医疗服务的经济性。

因此,人才交流能够有效提升医疗服务的有效性、安全性、可及性和经济性。人才交流通过知识共享促进了医疗技术的快速进步,使得医疗机构能够提供更先进、更有效的治疗方案。通过人才交流,医疗工作者能够增强对医疗风险的认识和评估能力,有助于提升整体医疗质量与安全标准,减少医疗差错和医疗事故的发生。通过交流,医疗工作者能够了解不同地区的医疗资源需求,从而推动医疗资源的均衡分布。通过共享医疗设备和人力资源,医疗机构能够降低运营成本,提高经济效益。

"健康总院每年会定期举办基层医疗卫生人才培训,在乡镇卫生院和村卫生室轮流选派业务骨干进行业务培训,我们医院的医生的培训率达到了85%,县级医院的专家也会不定期到乡镇卫生院进行坐诊,对我们医生个人能力的提升很有帮助。"

——乡镇卫生院负责人(访谈记录:202300502)

(三)双向转诊影响医疗服务效果的结果分析

有效性、安全性、可及性和经济性均为连续型变量,因此采用 OLS 回归方法验证双向转诊对医疗服务效果的影响,模型中控制了性别、居住地、年龄、文化程度等个体特征和家庭人口数、家庭月收入等家庭特征,数据分析结果如表5-8所示,结果显示模型效果较好。

表5-8 双向转诊对医疗服务效果的影响

变量	(1) 有效性	(2) 安全性	(3) 可及性	(4) 经济性
双向转诊	0.673***	0.691***	0.650***	0.645***
	(28.38)	(29.82)	(27.88)	(25.38)
性别	0.078	-0.172	0.003	-0.255
	(0.31)	(-0.69)	(0.01)	(-0.91)
居住地	-0.144	0.134	-0.337	-0.051
	(-0.52)	(0.45)	(-1.16)	(-0.15)
年龄	0.171	0.466	0.151	0.296
	(0.19)	(0.52)	(0.17)	(0.29)
文化程度	-0.204	-0.241	-0.229	-0.155

续表 5 - 8

变量	（1） 有效性 （ - 1.14）	（2） 安全性 （ - 1.27）	（3） 可及性 （ - 1.18）	（4） 经济性 （ - 0.72）
民族	- 0.014	- 0.368	- 0.193	0.073
	（ - 0.05）	（ - 1.35）	（ - 0.71）	（0.23）
婚姻状况	0.353	0.508	0.410	0.547
	（1.12）	（1.52）	（1.23）	（1.44）
家庭人口数	- 0.232 ***	- 0.187 ***	- 0.181	- 0.204
	（ - 3.40）	（ - 2.80）	（ - 1.62）	（ - 1.25）
家庭月收入	0.306	0.344	0.076	0.242
	（1.05）	（1.28）	（0.21）	（0.67）
自评健康状况	0.428 ***	0.431 ***	0.284 **	0.481 ***
	（2.64）	（2.93）	（1.96）	（2.80）
家庭成员是否患病	- 0.377	- 0.051	- 0.461 *	- 0.044
	（ - 1.45）	（ - 0.20）	（ - 1.92）	（ - 0.15）
医疗保险	- 0.703	- 0.923 *	- 0.466	- 0.451
	（ - 1.48）	（ - 1.89）	（ - 1.00）	（ - 0.79）
总支出	- 0.015	0.036	0.028	0.135
	（ - 0.14）	（0.35）	（0.27）	（1.11）
门诊次数	0.738	0.004	- 0.669	- 1.860
	（0.52）	（0.00）	（ - 0.45）	（ - 1.09）
住院次数	- 0.289 **	- 0.277 *	- 0.121	- 0.255
	（ - 2.02）	（ - 1.85）	（ - 0.80）	（ - 1.38）
常数项	1.078	0.424	1.278	0.942

续表 5 – 8

变量	(1) 有效性	(2) 安全性	(3) 可及性	(4) 经济性
	(0.62)	(0.24)	(0.71)	(0.46)
R-squared	0.529	0.532	0.512	0.435
N	1636	1636	1636	1636

注:括号内为标准差。显著性水平: $^*P < 0.10$, $^{**}P < 0.05$, $^{***}P < 0.01$ 。

从表 5 – 8 模型(1)来看,双向转诊对县域医疗服务效果的有效性影响在 1% 的水平上显著为正,说明双向转诊能够对县域医疗服务效果的有效性产生积极影响,验证了假设 H5 – 9。在县域医共体服务中,通过双向转诊,患者可以在不同级别的医疗机构之间得到更加专业、全面的诊疗服务,从而提高治疗效果。从表 5 – 8 模型(2)来看,双向转诊对县域医疗服务效果的安全性影响在 1% 的水平上显著为正,说明双向转诊能够对县域医疗服务效果的安全性产生积极影响,验证了假设 H5 – 10。在县域医共体服务中,通过双向转诊,基层医疗机构可以将病情复杂的患者转交给更高级别的医疗机构进行诊治,降低医疗风险,提升了服务效果的安全性。从表 5 – 8 模型(3)来看,双向转诊对县域医疗服务效果的可及性影响在 1% 的水平上显著为正,说明双向转诊能够对县域医疗服务效果的可及性产生积极影响,验证了假设 H5 – 11。在县域医共体服务中,通过双向转诊,基层医疗机构可以将病情稳定的患者转回,减轻大医院的就诊压力,使居民在看病期间花费时间减少,提升了服务效果的可及性。从表 5 – 8 模型(4)来看,双向转诊对县域医疗服务效果的经济性影响在 1% 的水平上显著为正,说明双向转诊能够对县域医疗服务效果的经济性产生积极影响,验证了假设 H5 – 12。在县域医共体服务中,向下转诊可以降低医疗费用和其他相关费用支出,提升了服务效果的经济性。

因此,可以得出双向转诊能够显著提升县域医共体医疗服务效果的有效性、安全性、可及性和经济性的研究结论。双向转诊的目的是实现医疗资源的合理分配和优化利用,提高患者的就医满意度和治疗效果,同时也有助于缓解大医院的就诊压力,提高基层医疗机构的服务能力。

> "相比以前,从乡镇卫生院转到县医院进行治疗更加方便了。一方面,乡镇卫生院的医生遇到稍微复杂一点的问题会积极建议病人到县医院进行治疗,如果遇到突发情况会直接联系县医院来接病人;另一方面,如果转诊到县医院,医疗费用会和之前的费用一并结算。"

——农村居民(访谈记录:202301201)

(四) 家医签约服务影响医疗服务效果的结果分析

研究采用 OLS 回归分析验证家医签约对医疗服务效果的影响,模型(1)、(2)、(3)、(4)的因变量分别为医疗服务效果的 4 个二级指标,模型中均控制了个体特征、家庭特征等因素的影响,数据分析结果如表 5 - 9 所示,R-squared 和变量的显著性显示模型效果较好。

表 5 - 9　家医签约对医疗服务效果的影响

变量	(1) 有效性	(2) 安全性	(3) 可及性	(4) 经济性
家医签约	0.616***	0.624***	0.586***	0.575***
	(27.38)	(27.71)	(25.49)	(22.32)
性别	0.305	0.065	0.226	- 0.032
	(1.21)	(0.26)	(0.90)	(- 0.11)
居住地	- 0.094	0.188	- 0.286	0.001

变量	(1) 有效性	(2) 安全性	(3) 可及性	(4) 经济性
	(-0.32)	(0.60)	(-0.92)	(0.00)
年龄	0.177	0.487	0.172	0.328
	(0.20)	(0.54)	(0.19)	(0.32)
文化程度	-0.347*	-0.387*	-0.367*	-0.290
	(-1.85)	(-1.95)	(-1.77)	(-1.28)
民族	-0.016	-0.361	-0.186	0.086
	(-0.06)	(-1.26)	(-0.66)	(0.25)
婚姻状况	0.352	0.508	0.410	0.550
	(1.08)	(1.51)	(1.19)	(1.39)
家庭人口数	-0.298***	-0.263***	-0.252**	-0.280
	(-3.87)	(-3.52)	(-2.07)	(-1.64)
家庭月收入	0.354	0.413	0.142	0.323
	(1.07)	(1.38)	(0.33)	(0.86)
自评健康状况	0.573***	0.590***	0.435***	0.638***
	(3.20)	(3.78)	(2.70)	(3.45)
家庭成员是否患病	-0.521*	-0.200	-0.601**	-0.184
	(-1.95)	(-0.77)	(-2.41)	(-0.61)
医疗保险	-0.047	-0.239	0.178	0.196
	(-0.10)	(-0.50)	(0.38)	(0.35)
总支出	0.068	0.124	0.111	0.218*
	(0.61)	(1.15)	(1.05)	(1.83)

续表 5 - 9

变量	(1) 有效性	(2) 安全性	(3) 可及性	(4) 经济性
门诊次数	-0.133	-0.217	-0.271*	-0.392**
	(-0.89)	(-1.43)	(-1.75)	(-2.18)
住院次数	-0.357**	-0.346**	-0.186	-0.320*
	(-2.35)	(-2.15)	(-1.16)	(-1.66)
常数项	1.247	0.601	1.445	1.110
	(0.72)	(0.34)	(0.80)	(0.54)
R-squared	0.515	0.505	0.486	0.405
N	1636	1636	1636	1636

注:括号内为标准差。显著性水平:$^*P < 0.10$,$^{**}P < 0.05$,$^{***}P < 0.01$。

从表 5 - 9 模型(1)来看,家医签约对县域医疗服务效果的有效性影响在 1% 的水平上显著为正,说明家医签约能够对县域医疗服务效果的有效性产生积极影响,验证了假设 H5 - 13。由于家庭医生与居民建立了长期稳定的契约关系,可以更好地了解居民的健康状况和需求,提供更加个性化和有效的医疗服务,从而提高医疗服务的有效性。从表 5 - 9 模型(2)来看,家医签约对县域医疗服务效果的安全性影响在 1% 的水平上显著为正,说明家医签约能够对县域医疗服务效果的安全性产生积极影响,验证了假设 H5 - 14。在县域医共体服务中,家庭医生可以为居民提供全方位的健康管理和医疗服务,及时发现和处理疾病风险,减少医疗事故的发生,提升了服务效果的安全性。从表 5 - 9 模型(3)来看,家医签约对县域医疗服务效果的可及性影响在 1% 的水平上显著为正,说明家医签约能够对县域医疗服务效果的可及性产生积极影响,验证了假设 H5 - 15。在县域医共体服务中,由于家庭医生与居民建立了密切联系,可以更快地响应居民的需求,提供及时的医疗服务,提升了服务效果的可及性。从表5-9模型(4)来看,家医签约对县域医疗服务效果的经济性影响在1%的水平上显著为正,说明家医签约能够对县域医疗服务效果的经济性产生积极影响,验证了假设H5-16。在县域医共体服务中,通过建立家庭医生团队,整合医疗资源,优化医疗服务流程,可以减少重复检查和治疗,降低医疗费用,提升了服务效果的经济性。

> "家庭医生对我的帮助很大,以前我对自己患有高血压的问题根本就不重视,现在家庭医生会定期上门测血压,提醒我按时吃药,近一年血压控制得很好。"

——农村居民(访谈记录:202301203)

因此,整体来看家医签约能够显著提升县域医共体医疗服务的有效性、安全性、可及性和经济性。家庭医生作为居民健康的"守门人",能够全面了解签约居民的健康状况,提供个性化的预防、医疗、康复和健康促进服务,从而显著提高医疗服务的有效性。同时,家庭医生通过定期随访、健康宣教等方式,增强了居民的健康意识和自我保健能力,有助于早期发现和干预健康问题,提升了医疗服务的安全性。此外,家庭医生签约服务使得居民能够更方便地获得所需的医疗服务,特别是基层首诊和双向转诊制度的实施,增强了医疗服务的可及性。最后,从经济性角度来看,家庭医生签约服务有助于降低医疗成本,减轻患者的经济负担。家庭医生通过提供连续、综合的医疗服务,减少了不必要的重复检查和治疗,同时长期处方和用药指导也降低了患者的用药成本。此外,家庭医生签约服务还促进了医保资金的合理使用,提高了医保资金的使用效率。因此,家庭医生签约在县域医共体中的应用对于提升整体医疗服务水平、满足人民群众日益增长的健康需求具有重要意义。

第三节 过程协同对医疗服务效果影响的城乡比较

受到我国长期以来的城乡二元结构的影响,一方面医疗资源的供给在城乡之间产生了巨大差异,另一方面收入水平不同的城乡居民获得的医疗服务层次也会不同,进一步恶化了城乡医疗卫生领域供需失衡的状况。因此,有必要基于城乡异质性进一步分析过程协同对县域医疗服务效果的影响,有助于国家制定更加科学合理的医疗卫生政策,使医疗服务最大限度地惠及全民。

一、资源共享影响医疗服务效果的城乡比较分析

表5-10报告了资源共享对县域医疗服务效果影响的城乡异质性,采用费舍尔组合检验(抽样2000次)计算得到资源共享组间系数差异检验的经验 P 值,结果显示均存在显著的组间系数差异。回归结果显示资源共享对县域医共体医疗服务效果的影响在城镇和乡村显示出一定的差异性。

从表5-10模型(1)到模型(8)来看,城镇地区和乡村地区资源共享对县域医疗服务效果有效性、安全性、可及性和经济性的影响均在1%的显著性水平上为正,与前文结果一致,说明资源共享在城镇地区和乡村地区均能够对县域医疗服务效果的有效性、安全性、可及性和经济性产生积极影响。但进一步比较,效应值存在一定差异。其中,比较模型(1)和模型(2),资源共享对城镇地区县域医疗服务效果有效性的影响大于乡村地区,造成该现象的原因可能是从基础

表5-10 资源共享对县域医疗服务效果影响的城乡比较

变量	有效性		安全性		可及性		经济性	
	(1) 乡村	(2) 城镇	(3) 乡村	(4) 城镇	(5) 乡村	(6) 城镇	(7) 乡村	(8) 城镇
资源共享	0.599***	0.824***	0.604***	0.840***	0.579***	0.772***	0.561***	0.762***
	(21.91)	(22.63)	(23.31)	(25.36)	(21.77)	(15.73)	(18.81)	(18.57)
性别	0.562*	-0.029	0.294	-0.222	0.426	-0.001	0.079	0.043
	(1.82)	(-0.08)	(0.98)	(-0.58)	(1.48)	(-0.00)	(0.23)	(0.09)
年龄	0.018	0.068	0.079	0.065	-0.025	0.185	-0.041	0.216
	(0.16)	(0.41)	(0.72)	(0.41)	(-0.23)	(0.98)	(-0.32)	(1.08)
文化程度	-0.303	-0.231	-0.516*	-0.054	-0.288	-0.261	-0.005	-0.315
	(-1.12)	(-0.94)	(-1.80)	(-0.18)	(-1.07)	(-0.81)	(-0.01)	(-0.88)
民族	0.129	-0.308	-0.215	-0.639	-0.117	-0.213	0.267	-0.573
	(0.41)	(-0.66)	(-0.66)	(-1.30)	(-0.38)	(-0.40)	(0.72)	(-0.89)
婚姻状况	0.297	0.537	0.465	0.719	0.213	0.864	0.030	1.360**
	(0.64)	(1.19)	(1.00)	(1.55)	(0.46)	(1.59)	(0.06)	(2.14)
家庭人口数	0.135	-0.001	-0.184	-0.001	0.318***	-0.001	0.147	-0.002
	(0.85)	(-1.56)	(-1.14)	(-1.15)	(2.78)	(-0.99)	(1.06)	(-1.01)
家庭月收入	0.081	0.040	-0.668	0.069	-1.900	-0.052	-0.319	-0.055
	(0.05)	(0.12)	(-0.38)	(0.22)	(-1.06)	(-0.14)	(-0.16)	(-0.14)
自评健康状况	0.466**	0.449	0.544***	0.318	0.369**	0.264	0.640***	0.241
	(2.22)	(1.61)	(3.05)	(1.24)	(2.09)	(0.79)	(3.10)	(0.80)

续表 5 - 10

变量	有效性		安全性		可及性		经济性	
	(1) 乡村	(2) 城镇	(3) 乡村	(4) 城镇	(5) 乡村	(6) 城镇	(7) 乡村	(8) 城镇
家庭成员是否患病	-0.679**	0.284	-0.357	0.546	-0.728**	0.027	-0.219	0.292
	(-2.11)	(0.65)	(-1.16)	(1.16)	(-2.54)	(0.05)	(-0.63)	(0.46)
医疗保险	-0.354	-1.050	-0.715	-0.621	-0.280	-0.231	-0.424	0.406
	(-0.70)	(-1.00)	(-1.45)	(-0.69)	(-0.58)	(-0.17)	(-0.76)	(0.31)
总支出	0.274*	0.099	0.359***	0.115	0.271**	0.210	0.455***	0.161
	(1.87)	(0.59)	(2.68)	(0.62)	(2.06)	(0.93)	(2.93)	(0.68)
门诊次数	-0.160	0.275	-0.082	0.010	-0.227	-0.015	-0.390*	-0.082
	(-0.84)	(1.44)	(-0.40)	(0.05)	(-1.16)	(-0.06)	(-1.65)	(-0.30)
住院次数	-0.781***	-0.407**	-0.842***	-0.306	-0.475**	-0.343	-0.791***	-0.248
	(-3.63)	(-2.16)	(-3.75)	(-1.34)	(-2.28)	(-1.32)	(-2.96)	(-0.82)
常数项	1.396	-0.598	0.166	-0.588	2.393	-2.707	2.728	-3.297
	(0.65)	(-0.18)	(0.08)	(-0.19)	(1.15)	(-0.72)	(1.09)	(-0.83)
R - squared	0.474	0.763	0.465	0.739	0.472	0.649	0.377	0.588
N	1205	431	1205	431	1205	431	1205	431
资源共享组间系数检验 P 值	0.000***		0.000***		0.000***		0.000***	

注:括号内为标准差。显著性水平:* P < 0.10, ** P < 0.05, *** P < 0.01。

设施和技术条件来看,城镇地区的医疗机构通常拥有更为先进和完善的医疗设备和技术,这使得资源共享在城镇地区能够更高效地实施,且通过资源共享,提升了乡村基层医疗机构的服务能力,从而降低了乡村居民对城镇医院的挤占,因此资源共享对城镇地区医疗服务效果有效性的影响更大。比较模型(3)和模型(4),资源共享对城镇地区县域医疗服务效果安全性的影响大于乡村地区,造成该现象的原因可能是城镇地区的医疗机构通常拥有更多的医疗资源,包括先进的医疗设备、丰富的药品供应以及专业的医疗团队。这些资源在资源共享的过程中能够发挥更大的作用,为患者提供更全面、更精准的医疗服务,从而提升了医疗服务的安全性。相比之下,乡村地区的医疗资源相对匮乏,这在一定程度上限制了资源共享对医疗服务安全性的提升效果。比较模型(5)和模型(6)、模型(7)和模型(8),资源共享对城镇地区医疗服务效果可及性和经济性的影响均大于乡村地区,造成该现象的原因可能是城镇地区的医疗资源相对集中,医疗机构之间的合作与交流更为频繁,资源共享的效应更为显著,而乡村地区的医疗资源相对分散,医疗机构之间的合作与交流可能较少,资源共享的效应相对较弱,因此资源共享对城镇地区的影响更大。

二、人才交流影响医疗服务效果的城乡比较分析

表5-11报告了人才交流对县域医共体医疗服务效果影响的城乡比较,采用费舍尔组合检验(抽样2000次)计算得到人才交流组间系数差异检验的经验P值,结果显示均存在显著的组间系数差异。回归结果显示人才交流对县域医共体医疗服务效果的影响存在一定的城乡差异。

从表5-11模型(1)到模型(8)来看,城镇地区和乡村地区人才交流对县域

表5-11　人才交流对县域医共体医疗服务效果影响的城乡比较

变量	有效性		安全性		可及性		经济性	
	(1)乡村	(2)城镇	(3)乡村	(4)城镇	(5)乡村	(6)城镇	(7)乡村	(8)城镇
人才交流	0.520***	0.720***	0.527***	0.734***	0.496***	0.684***	0.500***	0.667***
	(19.17)	(19.54)	(19.92)	(18.93)	(18.96)	(16.74)	(17.40)	(15.67)
性别	0.721**	-0.104	0.454	-0.299	0.584*	-0.066	0.221	-0.026
	(2.24)	(-0.24)	(1.43)	(-0.64)	(1.89)	(-0.13)	(0.62)	(-0.05)
年龄	-0.062	0.202	-0.003	0.202	-0.100	0.313	-0.120	0.340
	(-0.55)	(1.10)	(-0.02)	(1.04)	(-0.88)	(1.52)	(-0.93)	(1.60)
文化程度	-0.130	-0.468*	-0.342	-0.296	-0.121	-0.484	0.157	-0.535
	(-0.45)	(-1.71)	(-1.10)	(-0.97)	(-0.42)	(-1.47)	(0.48)	(-1.48)
民族	0.107	0.523	-0.237	0.208	-0.133	0.563	0.238	0.195
	(0.32)	(0.94)	(-0.68)	(0.37)	(-0.40)	(0.98)	(0.61)	(0.28)
婚姻状况	0.104	0.846*	0.270	1.030**	0.026	1.150**	-0.150	1.650**
	(0.21)	(1.75)	(0.55)	(2.00)	(0.05)	(1.98)	(-0.28)	(2.41)
家庭人口数	0.132	-0.004***	-0.189	-0.003***	0.327**	-0.003**	0.126	-0.004**
	(0.64)	(-3.91)	(-0.89)	(-3.44)	(2.13)	(-2.54)	(0.72)	(-2.12)
家庭月收入	1.094	0.067	0.332	0.096	-0.820	-0.045	0.450	-0.033
	(0.56)	(0.18)	(0.17)	(0.26)	(-0.41)	(-0.11)	(0.22)	(-0.08)
自评健康状况	0.702***	0.848***	0.781***	0.724**	0.604***	0.630*	0.850***	0.608
	(3.25)	(2.68)	(3.98)	(2.30)	(3.15)	(1.85)	(3.81)	(1.68)

续表 5-11

变量	有效性		安全性		可及性		经济性	
	(1) 乡村	(2) 城镇	(3) 乡村	(4) 城镇	(5) 乡村	(6) 城镇	(7) 乡村	(8) 城镇
家庭成员是否患病	-0.252	1.180**	0.076	1.460***	-0.324	0.873	0.198	1.120*
	(-0.73)	(2.31)	(0.23)	(2.75)	(-1.03)	(1.54)	(0.54)	(1.73)
医疗保险	-0.161	-0.694	-0.523	-0.255	-0.082	0.091	-0.264	0.736
	(-0.31)	(-0.68)	(-1.02)	(-0.23)	(-0.16)	(0.07)	(-0.46)	(0.49)
总支出	0.407**	-0.001	0.494***	0.014	0.398***	0.115	0.584***	0.068
	(2.56)	(-0.01)	(3.29)	(0.07)	(2.85)	(0.51)	(3.54)	(0.28)
门诊次数	-0.244	0.177	-0.166	-0.089	-0.313	-0.098	-0.460*	-0.170
	(-1.16)	(0.73)	(-0.75)	(-0.36)	(-1.47)	(-0.36)	(-1.85)	(-0.56)
住院次数	-0.108***	-0.031	-0.115***	-0.021	-0.076***	-0.025	-0.109***	-0.016
	(-4.63)	(-1.49)	(-4.74)	(-0.90)	(-3.32)	(-1.01)	(-4.01)	(-0.54)
常数项	3.241	-2.953	2.031	-2.991	4.158*	-5.001	4.489*	-5.493
	(1.44)	(-0.82)	(0.87)	(-0.78)	(1.86)	(-1.23)	(1.76)	(-1.30)
$R-squared$	0.410	0.680	0.403	0.660	0.397	0.596	0.341	0.529
N	1205	431	1205	431	1205	431	1205	431
人才交流组间系数 差异检验 P 值	0.000***		0.000***		0.000***		0.001***	

注：括号内为标准差。显著性水平：* $P < 0.10$，** $P < 0.05$，*** $P < 0.01$。

医疗服务效果有效性、安全性、可及性和经济性的影响均在1%的水平上显著为正，与前文结果一致，说明人才交流在城镇地区和乡村地区均能够对县域医疗服务效果的有效性、安全性、可及性和经济性产生积极影响。但进一步比较，城镇地区人才交流对县域医疗服务效果有效性、安全性、可及性和经济性影响的效应值均大于乡村地区，造成该现象的原因可能是由于经济可及性和资源可及性的差别，城镇政府主体在人才交流政策实施过程中会更加积极，能够吸引更多的外部优秀人才，因此对城镇地区的影响更大。

三、双向转诊影响医疗服务效果的城乡比较分析

表5-12为双向转诊对县域医疗服务效果影响的城乡比较，采用费舍尔组合检验（抽样2000次）计算得到双向转诊组间系数差异检验的经验 P 值，结果显示均存在显著的组间系数差异。数据结果显示模型稳健性较好。

从表5-12模型（1）到模型（8）来看，城镇地区和乡村地区双向转诊对县域医疗服务效果有效性、安全性、可及性和经济性的影响系数均在1%的显著性水平上为正，与前文结果一致，说明双向转诊在城镇地区和乡村地区均能够对县域医疗服务效果的有效性、安全性、可及性和经济性产生积极影响。但进一步比较，城镇地区双向转诊对县域医疗服务效果有效性、安全性、可及性和经济性影响的效应值均大于乡村地区，造成该现象的原因可能是由于双向转诊的实施大大减轻了城镇地区的医疗压力，特别是缓解大医院床位数量紧张、医疗资源短缺等问题，因此对城镇地区的影响更大。

表 5 - 12　双向转诊对县域医共体医疗服务效果影响的城乡比较

变量	有效性		安全性		可及性		经济性	
	(1) 乡村	(2) 城镇	(3) 乡村	(4) 城镇	(5) 乡村	(6) 城镇	(7) 乡村	(8) 城镇
双向转诊	0.599***	0.845***	0.618***	0.862***	0.578***	0.823***	0.589***	0.776***
	(19.82)	(27.44)	(21.35)	(27.49)	(20.12)	(25.12)	(18.64)	(18.07)
性别	0.424	-0.612*	0.142	-0.817**	0.294	-0.551	-0.076	-0.496
	(1.33)	(-1.77)	(0.46)	(-2.12)	(0.97)	(-1.31)	(-0.22)	(-0.98)
年龄	-0.047	0.257*	0.010	0.259*	-0.087	0.371**	-0.108	0.390*
	(-0.44)	(1.69)	(0.09)	(1.81)	(-0.83)	(2.10)	(-0.90)	(1.89)
文化程度	-0.009	-0.331	-0.218	-0.156	-0.005	-0.350	0.275	-0.409
	(-0.03)	(-1.38)	(-0.75)	(-0.60)	(-0.02)	(-1.18)	(0.88)	(-1.20)
民族	-0.075	0.165	-0.433	-0.158	-0.313	0.210	0.052	-0.132
	(-0.24)	(0.33)	(-1.36)	(-0.31)	(-1.00)	(0.39)	(0.14)	(-0.20)
婚姻状况	0.133	0.489	0.302	0.670	0.055	0.805	-0.119	1.320**
	(0.29)	(1.10)	(0.64)	(1.36)	(0.12)	(1.57)	(-0.24)	(2.00)
家庭人口数	0.313	-0.001	-0.019	-0.001	0.491***	-0.001	0.286*	-0.001
	(1.62)	(-1.26)	(-0.10)	(-0.59)	(3.46)	(-0.61)	(1.79)	(-0.79)
家庭月收入	1.782	-0.010	0.895	0.015	-0.240	-0.152	0.969	-0.092
	(1.00)	(-0.03)	(0.52)	(0.06)	(-0.14)	(-0.43)	(0.49)	(-0.25)
自评健康状况	0.463**	0.328	0.525***	0.192	0.368**	0.110	0.605***	0.135
	(2.32)	(1.51)	(2.95)	(0.82)	(2.15)	(0.46)	(3.00)	(0.43)

续表 5 - 12

变量	有效性		安全性		可及性		经济性	
	(1) 乡村	(2) 城镇	(3) 乡村	(4) 城镇	(5) 乡村	(6) 城镇	(7) 乡村	(8) 城镇
家庭成员是否患病	-0.519*	-0.004	-0.187	0.251	-0.574**	-0.271	-0.051	0.031
	(-1.66)	(-0.01)	(-0.62)	(0.59)	(-2.08)	(-0.59)	(-0.15)	(0.05)
医疗保险	-0.686	-0.048	-1.080**	0.403	-0.598	0.692	-0.798	1.340
	(-1.29)	(-0.05)	(-2.09)	(0.33)	(-1.20)	(0.59)	(-1.40)	(0.79)
总支出	0.101	-0.643	0.879	-0.511	0.172	0.509	1.970	0.111
	(0.07)	(-0.42)	(0.65)	(-0.31)	(0.13)	(0.27)	(1.39)	(0.05)
门诊次数	-0.169	0.431**	-0.082	0.172	-0.237	0.165	-0.380	0.059
	(-0.86)	(2.31)	(-0.40)	(0.88)	(-1.19)	(0.74)	(-1.64)	(0.24)
住院次数	-0.401*	-0.271	-0.454**	-0.168	-0.107	-0.220	-0.427	-0.122
	(-1.77)	(-1.51)	(-1.97)	(-0.89)	(-0.50)	(-1.05)	(-1.62)	(-0.45)
常数项	2.672	-4.535	1.471	-4.616	3.625*	-6.687*	3.959*	-6.894*
	(1.27)	(-1.50)	(0.68)	(-1.63)	(1.75)	(-1.91)	(1.66)	(-1.68)
R - squared	0.447	0.768	0.455	0.747	0.442	0.703	0.385	0.585
N	1205	431	1205	431	1205	431	1205	431
双向转诊组间系数差异检验 P 值	0.000***		0.000***		0.000***		0.000***	

注:括号内为标准差。显著性水平:* $P < 0.10$, ** $P < 0.05$, *** $P < 0.01$。

四、家医签约影响医疗服务效果的城乡比较分析

表5－13报告了家医签约对县域医疗服务效果影响的城乡比较，采用费舍尔组合检验（抽样2000次）计算得到家医签约组间系数差异检验的经验 P 值，结果显示均存在显著的组间系数差异。数据结果显示模型稳健性较好。

从表5－13模型（1）到模型（8）来看，城镇地区和乡村地区家医签约对县域医疗服务效果有效性、安全性、可及性和经济性的影响均在1%的水平上显著为正，与前文结果一致，说明家医签约在城镇地区和乡村地区均能够对县域医疗服务效果的有效性、安全性、可及性和经济性产生积极影响。但进一步比较，城镇地区家医签约对县域医疗服务效果有效性、安全性、可及性和经济性影响的效应值均大于乡村地区，造成该现象的原因可能是由于乡村地区原本的驻村医生已经实现了家医签约的职能，而城镇地区由于家庭医生与居民建立了长期稳定的契约关系，与居民建立了密切联系，可以更快地响应居民的需求，因此对城镇地区的影响更大。

研发发现，资源共享、人才交流、双向转诊和家庭医生签约服务对医疗服务效果的提升作用在城镇地区和乡村地区间存在显著差异，对城镇地区的提升作用更加明显。基于研究框架，研究采用组间系数差异检验的方法比较了过程协同对医疗服务效果影响的城乡差异，结果表明组间系数差异显著。其可能原因，一方面在县域医共体建设之前，城乡之间的医疗服务资源配置不均衡、农村地区医疗服务能力薄弱等问题明显，县域医共体建设推动城乡医疗服务一体化的成效显现需要一定的时间，另一方面受区位、经济发展水平和居民健康素养等因素的影响，县级医院与乡镇卫生院、村（社区）卫生室的沟通协作更为便利，城镇地区的居民更可能从双向转诊、家庭医生签约服务过程中获益，由此导致过程协同的作用在城镇地区更为显著。

表5-13　家医签约对县域医共体医疗服务效果影响的城乡比较

变量	有效性		安全性		可及性		经济性	
	(1) 乡村	(2) 城镇	(3) 乡村	(4) 城镇	(5) 乡村	(6) 城镇	(7) 乡村	(8) 城镇
家医签约	0.542***	0.814***	0.544***	0.838***	0.515***	0.780***	0.506***	0.755***
	(19.85)	(27.04)	(20.54)	(25.42)	(19.20)	(22.34)	(16.16)	(18.54)
性别	0.586*	-0.049	0.321	-0.238	0.457	-0.009	0.103	0.026
	(1.86)	(-0.13)	(1.03)	(-0.59)	(1.53)	(-0.02)	(0.29)	(0.05)
年龄	0.182	-0.0984	0.796	-0.146	-0.225	1.110	-0.400	1.440
	(0.17)	(-0.07)	(0.72)	(-0.10)	(-0.21)	(0.67)	(-0.32)	(0.83)
文化程度	-0.243	-0.298	-0.456	-0.121	-0.229	-0.321	0.051	-0.377
	(-0.87)	(-1.20)	(-1.54)	(-0.46)	(-0.80)	(-1.03)	(0.16)	(-1.12)
民族	-0.121	0.370	-0.464	0.049	-0.348	0.415	0.035	0.053
	(-0.37)	(0.76)	(-1.36)	(0.11)	(-1.07)	(0.79)	(0.09)	(0.09)
婚姻状况	0.164	0.468	0.331	0.644	0.083	0.790	-0.095	1.300**
	(0.36)	(1.05)	(0.70)	(1.36)	(0.18)	(1.48)	(-0.18)	(1.98)
家庭人口数	0.413**	-0.002*	0.100	-0.001	0.596***	-0.001	0.410***	-0.002
	(2.22)	(-1.80)	(0.52)	(-1.15)	(4.36)	(-1.08)	(2.60)	(-1.04)
家庭月收入	2.679	-0.037	1.981	-0.025	0.712	-0.156	2.131	-0.130
	(1.34)	(-0.11)	(0.99)	(-0.09)	(0.36)	(-0.36)	(1.00)	(-0.35)
自评健康状况	0.585***	0.457	0.667***	0.316	0.495***	0.250	0.754***	0.246
	(2.72)	(1.63)	(3.65)	(1.11)	(2.70)	(0.82)	(3.54)	(0.70)

续表 5-13

变量	有效性		安全性		可及性		经济性	
	(1) 乡村	(2) 城镇	(3) 乡村	(4) 城镇	(5) 乡村	(6) 城镇	(7) 乡村	(8) 城镇
家庭成员是否患病	-0.650**	-0.103	-0.328	0.143	-0.704**	-0.355	-0.192	-0.068
	(-2.02)	(-0.25)	(-1.05)	(0.32)	(-2.46)	(-0.72)	(-0.55)	(-0.12)
医疗保险	0.149	-0.682	-0.205	-0.254	0.216	0.092	0.049	0.747
	(0.29)	(-0.58)	(-0.40)	(-0.21)	(0.44)	(0.07)	(0.09)	(0.44)
总支出	0.043	0.161	0.127	0.179	0.052	0.270	0.240*	0.219
	(0.29)	(1.12)	(0.91)	(1.15)	(0.41)	(1.47)	(1.66)	(0.98)
门诊次数	-0.368*	0.290	-0.293	0.034	-0.432**	0.016	-0.586**	-0.065
	(-1.84)	(1.39)	(-1.40)	(0.16)	(-2.15)	(0.06)	(-2.45)	(-0.24)
住院次数	-0.530**	-0.325*	-0.589**	-0.224	-0.233	-0.270	-0.555**	-0.173
	(-2.20)	(-1.83)	(-2.39)	(-1.15)	(-1.02)	(-1.22)	(-2.03)	(-0.62)
常数项	1.561	0.884	0.334	0.897	2.558	-1.371	2.883	-1.934
	(0.73)	(0.33)	(0.15)	(0.31)	(1.18)	(-0.42)	(1.15)	(-0.56)
R-squared	0.445	0.744	0.432	0.734	0.429	0.661	0.352	0.577
N	1205	431	1205	431	1205	431	1205	431
家医签约组间系数差异检验 P 值	0.000***		0.000***		0.000***		0.000***	

注：括号内为标准差。显著性水平：* $P < 0.10$, ** $P < 0.05$, *** $P < 0.01$。

第四节 稳健性检验

由于评价过程中受访者可能对评价过于乐观[191]，为了验证本结果的稳健性，将服务效果中的有效性、安全性、可及性和经济性进一步转换为二分类变量，其中评分在 4 分以下的（即回答"完全不同意""不同意""一般"）视为不满意，4 分以上的（即回答"比较同意"和"非常同意"）视为满意。使用二元逻辑回归进一步检验上述假设，结果如表 5 - 14 所示，资源共享、人才交流、双向转诊、家医签约和总体过程协同对县域医疗服务效果的有效性、安全性、可及性和经济性影响均在 1% 的水平上显著为正，与前文结果一致，说明结果稳健。

表 5 - 14 稳健性检验

变量	有效性	安全性	可及性	经济性
资源共享	2.361***	2.193***	2.179***	1.853***
	(17.41)	(17.84)	(16.55)	(15.76)
控制变量	已控制	已控制	已控制	已控制
常数项	-8.758	-5.240	7.389	3.797
	(-0.74)	(-0.50)	(0.62)	(0.32)
R-squared	0.415	0.644	0.423	0.651
人才交流	1.869***	1.792***	1.736***	1.651***
	(16.41)	(16.66)	(16.34)	(15.44)
控制变量	已控制	已控制	已控制	已控制

续表 5 - 14

变量	有效性	安全性	可及性	经济性
常数项	- 4. 269	- 1. 185	10. 51	7. 032
	(- 0. 37)	(- 0. 11)	(0. 91)	(0. 59)
R-squared	0. 398	0. 60	0. 359	0. 558
双向转诊	2. 186***	2. 232***	2. 064***	1. 914***
	(16. 04)	(16. 43)	(16. 57)	(15. 20)
控制变量	已控制	已控制	已控制	已控制
常数项	- 8. 324	- 5. 510	8. 092	4. 593
	(- 0. 72)	(- 0. 49)	(0. 67)	(0. 37)
R-squared	0. 531	0. 502	0. 433	0. 509
家医签约	2. 078***	1. 930***	1. 850***	1. 631***
	(16. 81)	(17. 10)	(16. 42)	(14. 54)
控制变量	已控制	已控制	已控制	已控制
常数项	- 6. 972	- 3. 401	10. 22	7. 368
	(- 0. 57)	(- 0. 32)	(0. 84)	(0. 60)
R-squared	0. 447	0. 768	0. 455	0. 747
N	1636	1636	1636	1636

注:括号内为标准差。显著性水平:* $P < 0.10$,** $P < 0.05$,*** $P < 0.01$。

第六章

县域医共体工具协同对医疗服务效果的影响研究

第一节 彭阳县工具协同的现状

一、彭阳县医共体工具协同的主要举措

随着我国医药卫生体制改革持续深化,优化医疗资源的配置与分配、提升医疗卫生服务成效,已成为改革的核心目标。医共体作为推进深化改革的关键措施和制度创新,有助于实现医疗资源在不同层次的整合,更有效地推行分级诊疗制度,提高医疗服务体系的整体效率。将资源向基层倾斜,可以更好地执行分级诊疗政策,提升基层医疗服务能力,满足广大群众的健康需求。与制度创新同样重要,信息技术在医疗服务体系中的应用是推动医共同协同治理的另一重要驱动因素。除了各主体间的协作、分工、利益协调等方面的问题,信息共享是一个难题,迫切需要在网络条件下通过信息技术予以解决并用于支持医共体建设。

国务院办公厅《关于推进分级诊疗制度建设的指导意见》对信息技术的应用提出要求,发展基于互联网的医疗卫生服务,充分发挥互联网、大数据等信息技术手段在分级诊疗中的作用。建立统一的信息平台,充分发挥信息系统对医共体的支撑作用,实现区域资源共享。在医疗共同体的运作过程中,通过采用互联网技术,加速医疗资源在上下层面的流畅对接、信息的互通互享以及业务的高效协作。这样,可以方便地提供预约诊疗、双向转诊和远程医疗等服务,推动"基层检查、上级诊断"的模式,从而构建有序的分级诊疗体系。此外,根据国家卫生健康委员会和国家中医药管理局发布的《医疗联合体管理办法(试行)》,城市医疗集团和县域医疗共同体需要强化信息平台的规范化和标准化建设,逐步利用区域全民健康信息平台促进医共体内各级医疗卫生机构信息系统的互联和互通。构建医共体网格内的远程医疗服务网络对于促进医共体的持续规范发展和建立分级诊疗制度具有重要的意义。

与县域医共体过程协同相协调,医共体工具协同强调从信息化技术应用的角度分析通过技术变革加强不同层级医疗服务机构间的联系和沟通协同。基于对彭阳县医共体建设实践的分析,其工具协同主要包括两个方面,一是信息平台建设,二是互联网医疗。信息平台建设侧重医疗服务供给方之间的信息共享、交流与利用,通过统一的信息平台消除过去不同医疗机构之间信息割裂的弊端;互联网医疗侧重服务利用者通过互联网技术和渠道获取医疗服务信息和利用医疗服务。

在信息平台建设方面,彭阳县自 2017 年起开展全民健康信息化建设,为紧密型县域医共体实现信息统一管理奠定了良好的基础。根据信息统一管理需要,基于"1221"全民健康信息化县、乡、村一体化区域信息平台,健康总院制定了远程诊疗服务实施方案和考核办法。目前全县已实现医疗健康信息专网全覆盖,先后建成县域健康信息数据、远程医疗、"一码通"、线上预约、智医助理诊断、家庭医生签约服务等系统平台,目前156家村卫生室接入智慧监管系统。远程医疗进一步发展,目前已在健康总院建立了全县"远程影像诊断中心"和"远程心电诊断中心",并按照"基层检查＋中心诊断"的服务模式,打通了乡镇卫生院、社区卫生服务中心和部分村卫生室的远程心电、影像诊疗终端,为乡镇卫生院、社区卫生服务中心及部分村卫生室提供及时可靠的远程诊疗服务。通过医共体信息化建设平台,可以收集和管理本地居民的健康档案和电子病历,将连接性、便利性、设计性、安全性作为服务质量要素,实现医共体内各业务部门之间的信息互连、共享和协作,通过海量数据分析,借助云计算技术,以针对不同医共体的组织构架、不同业务特征设计科学的服务过程。首先,基于医疗情境的可负担性,根据居民的位置信息匹配其个人健康状况,提供用户定制的医疗服务信息;其次,信息化平台连接的即时性可以不受时间限制和地域限制为用户提供医疗链接,就平台服务而言,仅使用基于移动的通信设备(例如个人使用的智能设备)即可连接到在线服务而不会出现限制问题,为用户提供医疗信息、搜索和购买医疗产品或服务。

在推进互联网医疗方面,2019年以来,彭阳县制定了《彭阳县远程诊疗服务实施方案(试行)》,建成全县"远程影像诊断中心""远程心电诊断中心"和"远程超声诊断中心",打通基层医疗机构远程心电、影像、超声诊疗终端,按照"基层检查＋中心诊断"服务运行模式,为基层医疗机构提供及时、可靠的远程诊疗服务。居民可以通过当地医生服务平台,通过与专家面对面的视频咨询直接接受远程诊断和治疗,依托信息技术的优势,以检测和影像为切入点,通过视频对包括消化系统疾病、高血压和糖尿病在内的八种不同的疾病进行远程讨论,逐步拓展服务内容,进一步推动检测和检查结果的互认。大力发展互联网医疗,可以提升居民利用互联网进行健康管理、在线就诊的能力。在互联网医疗建设中,开发慢病管理居民端 App,实时、动态掌握全县高血压等慢病患者的健康情况,面向居民开展各类互联网医疗的知识讲座,提升居民网上预约挂号、在线咨询、自助查询检查结果等互联网医疗服务的利用能力,提升互联网医疗发展效能。实施"小鸡蛋撬动大健康"项目,由村医结合季节变化和地方常见病,在互联网医疗平台上定期推送健康教育文章,居民通过互联网阅读文章、答对问题得积分,用积分换鸡蛋的方式,鼓励居民在线主动学习各类健康知识。

二、彭阳县医共体工具协同的水平评价

(一)变量测量

 信息平台建设

信息平台建设是指利用信息技术手段,构建一个集数据采集、处理、存储、分析和应用于一体的平台,以实现信息的共享和流通。县域医共体的信息平台建设是以全民健康信息化平台为政策工具,依托本地的医疗卫生机构和外部机构搭建的区域健康信息平台,面向居民的便民惠民服务需求和面向卫生健康行政部门的综合管理需求,实现居民和公共部门的互联互通、信息共享、业务协同。借鉴赵晶等、王春城、马文雯等的研究[192-194],结合质性访谈结果,对县域医共体运行过程中的信息平台建设进行变量测量,具体的变量设置和测量题项如表6-1所示。

表 6-1　信息平台建设的变量设置与测量题项

变量名称	测量题项	赋值	变量类型
信息平台建设	(1)健康信息化平台上能查询到我需要的信息	1 = 完全不同意 2 = 不同意 3 = 一般 4 = 比较同意 5 = 非常同意	有序变量
	(2)群众在信息平台上反映的问题能够得到及时解决		
	(3)患者的健康信息能够在不同医院之间使用		
	(4)我认为全民健康信息化平台使用比较方便		

② 互联网医疗

互联网医疗是指通过互联网等信息技术手段,实现医生与患者之间的远程医疗服务。这种服务模式可以提供更加便捷、高效和个性化的医疗健康服务,同时也能够缓解传统医疗机构的压力,提高医疗资源的利用效率。参考李臻林、郭蕊[195]、张泽洪等[196]、王立泽等[197]人的研究,结合质性访谈结果,对县域医共体运行过程中的互联网医疗进行变量测量,具体的变量设置和测量题项如表 6-2 所示。

表6-2　互联网医疗的变量设置与测量题项

变量名称	测量题项	赋值	变量类型
互联网医疗	（1）我会使用在线预约挂号	1 = 完全不同意 2 = 不同意 3 = 一般 4 = 比较同意 5 = 非常同意	有序变量
	（2）我会在线就诊		
	（3）我会在网上查找健康知识		
	（4）在乡镇卫生院就诊时，县医院的医生会参与远程会诊		

③ 结果分析

研究通过城乡居民对医共体信息平台的了解情况和利用互联网医疗的情况反映县域医共体过程协同的水平，每个测量题项的回答包括1~5等级，等级越高表示协同程度越高，信息平台建设和互联网医疗的水平由其对应的题项得分加总后求平均值得出，通过对样本数据的描述性统计分析得出如表6-3所示的分析结果，总体来看彭阳县医共体工具协同的水平较高，这表明信息平台建设在医共体建设中发挥的重要作用得到人民群众的认可，互联网医疗的发展提升了人民群众对医疗服务的利用水平和满意度。

表6-3　工具协同的描述性统计结果

变量名称	总体样本	平均值	标准差	中位数
信息平台建设	1636	4.235	0.752	4.250
互联网医疗	1636	4.295	0.755	4.500

第二节　工具协同对医疗服务效果的影响

一、研究假设

关于信息共享与信息技术使用对企业管理与跨界合作影响的研究已经相当成熟,信息技术在管理领域的深度嵌入已经被视为新时代最前沿和最有效的管理工具[198],而在医疗服务领域,信息工具的使用则面临更为复杂的情境,它需要将两个或多个主体联结在一起,通常来自不同的部门和专业,他们为实现共同目标而努力。为了协调和建立适当的合作伙伴关系,通过工具协同解决资源和信息共享问题,以在处理利益冲突时相互尊重利益并形成更牢固的关系,医疗服务的管理者需要采取必要的行动,鼓励其内部利益相关者愿意共享信息,以成为居民健康信息的有效参与者[199]。

在医共体建设过程中,为了收集和整合全员人口信息、居民电子健康档案、电子病历和基础资料等数据库,医共体接入区域全民健康信息平台,通过远程医疗信息化管理,可以有效促进分级诊疗的实现,提升基层医疗服务水平,加强质量控制。通过互联网医疗,信息和互联网技术将患者、医生、医院、医疗设备、信息系统和智能系统连接起来,有利于患者、医护人员、机构和企业在该领域的信息共享和互动,通过互联、协作、可靠的工具协同解决医疗系统中普遍存在的困难。对于医院来说,应用互联网和其他信息技术可以拓展医疗服务的空间和内容,构建覆盖诊前、诊中、诊后的线上线下一体化医疗服务模式,从而显著提升服务质量。此外,通过电子病历上链和电子处方的实时高效共享,还可以提高医疗健康信息的监管能力。对于患者来说,互联网医疗服务提供了更加多元化和便捷的就医途径,不仅省时省力,还能够提升医疗服务的可及性,降低患者的就医成本。特别是对于老年人、儿童和残障人士等可能存在"数字鸿沟"障碍的群体,医疗机构应该在推进线上服务的同时,注重线下服务的人性化,如简化网上服务流程、完善预约挂号方式、提供现场服务窗口,以及配备导医、志愿者和社会工作者等人员,提供就医指导服务。在借鉴现有理论和文献的基础上,我们构建了工具协同对县域医疗服务效果影响的理论分析框架,如图6-1所示。依据工具协同对县域医疗服务效果影响的理论分析框架,本书基于工具协同中信息平台建设和互联网医疗对服务效果的有效性、安全性、可及性和经济性四个方面进行探讨。

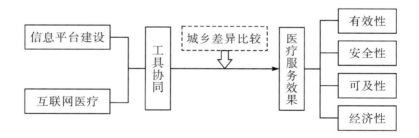

图6-1 工具协同对县域医疗服务效果影响的理论分析框架

工具协同是各级别的政策主体为了满足公共需求而进行的一系列政策工具安排,其工具选择是基于不同类型的政策形成,最终目的是为了实现对资源的选择和优化实现政策目的[200]。有学者根据政府的介入程度将政策工具划分为强制型、混合型和自愿型三种类型[201]。而我国学者陈振明基于新公共管理学将政策工具划分为市场化、社会化和工商管理技术三类[202]。顾建光和吴明华从使用方式的角度将政策工具划分为管制类、激励类和信息传递类[203]。在实践中,政策工具的应用更为复杂,与当地环境、市场化水平、资源禀赋等多方面因素有关。在 W. Grant 对农业政策的工具协同中发现,政策工具的效力会随着复杂环境的发展而降低或消失,例如,最初为了保障粮食供给设置的粮食价格支持制度,随着粮食供应超过合理水平后,生产过剩问题使该政策工具失去了合法性[204]。在 S. Borrás 和 C. Edquist 对创新政策工具的研究中,创新政策工具必须协同创新体系的观点进行仔细设计,以便将它们组合成混合体,以解决创新过程中的复杂问题,基于增长、就业、竞争力等不同目标来设置创新政策工具[205]。此外,H. Cheng 等人在对我国政策工具的研究中也发现,只有企业规模达到一定水平时,政府的补贴和税收优惠才能发挥重要作用[206]。县域医共体服务实践主要以全民健康信息化平台为政策工具。全民健康信息化平台是依托本地的医疗卫生机构和外部机构搭建的区域健康信息平台,面向居民的便民惠民服务需求和面向卫生健康行政部门的综合管理需求,实现居民和公共部门的互联互通、信息共享、业务协同[207]。利用政府及机构的健康信息系统和公众健康数据,全民健康信息化平台以及互联网医疗有助于推动医疗行业的全面互联互通和协同进步,实现跨区域、跨机构、跨业务、跨行业等健康产业链的整合与发展;通过智能化的深入应用,为不同患者群体提供更为便捷、高效、有价值的医疗服务集成。这将进一步促进医疗行业在体制、业务流程、管理、运营等多个层面的创新,推动医疗服务向健康服务的转变,实现以治疗为中心向以健康为中心的转变。但从现有研究来看,在医共体建设中,工具协同的具体影响效果还不明确,我们将进一步构建理论模型。

（一）信息平台建设对县域医共体医疗服务效果的影响

信息平台建设是指利用信息技术手段,构建一个集数据采集、处理、存储、分析和应用于一体的管理平台,以实现信息的共享和流通。作为为公共部门人员和接受服务人员提供资源的手段,可以整合创新资源,解决共性技术难题,有助于加强跨部门共建共用共享,以实现集体目标[208]。工具协同需要得到技术结构的支持,通过等级控制、决策和执行落实政府的指导方针,以确保一致性;它也受到集体责任原则的约束,需要各个角色建立对决策过程的共同理解。例如 A. Sennyonjo 等人在对乌干达的部门卫生协同行动的研究中发现,乌干达中央一级的政府通过等级制度、市场和网络构建了公众协同的卫生管理事务协议,其协同逻辑是由各种结构性和非结构性信息部门构成的[209]。因此,对医疗卫生领域的各种信息进行有效的协同管理将使合作更加有效,改进现有服务,促进基于信息数据的创新集成。

在县域医共体发展中,信息平台建设在本地的相关医疗机构中形成了跨专业合作网络,从而能够及时共享健康及临床信息,当患者因突发疾病而入院时可以避免不必要的临床检查,也有助于后期机构护理时可以使用医院的诊断和计划治疗。从个人角度来看,各种医疗保健和日常生活记录数据由个人控制并决定是否与病历有效挂钩,个人也能对数据进行监管。在全民健康信息化平台上,可以咨询家庭医生健康医疗问题,且家庭医生可以迅速对患者的问题进行反馈,满足日常的健康医疗需求,便利了居民的服务,缓解了医疗服务的供需矛盾,有助于提升医疗服务的有效性、安全性、可及性和经济性。因此,本章提出以下假设:

H6-1:信息平台建设对县域医疗服务效果的有效性具有显著的正向影响。

H6-2:信息平台建设对县域医疗服务效果的安全性具有显著的正向影响。

H6-3:信息平台建设对县域医疗服务效果的可及性具有显著的正向影响。

H6-4:信息平台建设对县域医疗服务效果的经济性具有显著的正向影响。

(二)互联网医疗对县域医共体医疗服务效果的影响

互联网医疗是指通过互联网等信息技术手段,实现医生与患者之间的远程医疗服务。这种服务模式可以提供更加便捷、高效和个性化的医疗健康服务,同时也能够缓解传统医疗机构的压力,提高医疗资源的利用效率。在实际操作中,互联网医疗通常包括以下几个方面。一是在线问诊:患者可以通过手机或电脑等终端设备向医生咨询问题,并获得及时的诊断和治疗建议;二是远程会诊:多个医生可以通过视频会议等方式共同讨论患者的病情和治疗方案,提高诊疗质量和水平;三是电子处方:医生可以通过线上平台开具电子处方,患者可以在指定的药店购买药品或者选择邮寄到家的方式获得药品;四是健康管理:互联网医疗还可以为患者提供个性化的健康管理方案,包括饮食、运动、心理等方面的指导和建议。柴煊等人对北京市某三甲医院互联网诊疗的情况进行分析,发现互联网诊疗就诊人次呈逐年递增的趋势,除常规诊疗外,处方开药占比13.70%、开检查占比76.92%、选择药品邮寄服务占比28.89%,说明预约检查是互联网诊疗中最常见的服务需求[210]。通过对比医生互联网诊疗服务选择偏好,医生更偏向于在互联网医疗绩效分成比例较线下增加20%。这不仅能够提高资深医生的诊疗效率,还能降低初级医生犯错的可能性,从而全面提升医疗服务的质量和效率[211]。

在县域医共体发展中,基于有效性,互联网医疗可以让医生和患者更加便捷的交流,及时了解患者病情,提供更加精准的诊断和治疗方案,从而提高医服务的质量;基于安全性,可以通过技术手段实现医疗过程的监管和管理,保障医疗服务的安全性,减少患者到医院就诊的机会,从而降低交叉感染的风险;基于可及性和经济性,可以减少患者的交通费用和住院费用等,降低医疗花费。

因此,本章提出以下假设:

H6－5:互联网医疗对县域医疗服务效果的有效性具有显著的正向影响。

H6－6:互联网医疗对县域医疗服务效果的安全性具有显著的正向影响。

H6－7:互联网医疗对县域医疗服务效果的可及性具有显著的正向影响。

H6－8:互联网医疗对县域医疗服务效果的经济性具有显著的正向影响。

二、结果分析

(一)信息平台建设影响医疗服务效果的结果分析

表6－4报告了信息平台建设对县域医疗服务效果的影响,采用 OLS 回归分析,控制了性别、居住地、年龄、文化程度、民族、婚姻状况、家庭人口数、家庭月收入、自评健康状况、家庭成员是否患病、医疗保险、总支出、门诊次数和住院次数,数据结果显示模型稳健性较好。

从表6－4模型(1)来看,信息平台建设对县域医疗服务效果的有效性影响在1%的水平上显著为正,说明信息平台建设能够对县域医疗服务效果的有效性产生积极影响,验证了假设 H6－1。在县域医共体服务中,通过信息平台建设在本地的相关医疗机构中形成了跨专业合作网络,从而能够及时共享临床信息,当患者因突发疾病而入院时可以避免不必要的临床检查,也有助于后期机构护理时可以使用医院的诊断和计划治疗,提升了服务效果的有效性。从表6－4模型(2)来看,信息平台建设对县域医疗服务效果的安全性影响在1%的水平上显著为正,说明信息平台建设能够对县域医疗服务效果的安全性产生积极影响,验证了假设 H6-2。全民健康信息化平台满足了面向居民的便民惠民服务需求和面向卫生健康行政部门的综合管理需求,提升了服务效果的安全性。从表6-4模型(3)来看,信息平台建设对县域医疗服务效果的可及性影响在 1% 的水平上显著为正,说明信息平台建设能够对县域医疗服务效果的可及性产生积极影响,验证了假设 H6-3。信息平台建设可以实现区域医疗资源上下贯通、信息互通共享、业务高效协同,从而提高区域医疗健康服务质量和可及性。从表6-4模型(4)来看,信息平台建设对县域医疗服务效果的经济性影响在 1% 的水平上显著为正,说明信息平台建设能够对县域医疗服务效果的经济性产生积极影响,验证了假设 H6-4。在县域医共体服务中,信息平台还可以提供在线预约、电子处方等便捷服务,减少患者的等待时间、持续有效的临床检查和交通费用,提升医疗服务的经济性。

　　信息平台通过实现医疗信息的互联互通和共享,促进了县域医共体内各级医疗机构之间紧密协作,使得医疗资源得到更合理的配置和利用,从而提高了医疗服务的整体效率和质量,增强了医疗服务的有效性;信息平台通过统一的数据标准和业务入口,实现了检查检验结果的互认共享,避免了重复检查,降低了医疗风险,提升了医疗服务的安全性;信息平台建设还打破了地域限制,使得偏远地区的群众也能享受到高质量的医疗服务,提高了医疗服务的可及性;此外,信息平台通过优化管理流程、提高决策效率、降低运营成本等方式,提升了县域医共体的经济效益,使得医疗服务更加经济高效。

　　　　“县、乡、村一体化的信息平台建设是彭阳县推动医疗卫生服务体系改革的重要基础,它为实现人、财、物的统一管理和健康信息的共享流通提供了可能。”

　　　　　　　　　　　　　　——健康总院负责人(访谈记录,202300104)

表6－4　信息平台建设对县域医共体医疗服务效果的影响

变量	（1） 有效性	（2） 安全性	（3） 可及性	（4） 经济性
信息平台建设	0.649＊＊＊	0.652＊＊＊	0.616＊＊＊	0.609＊＊＊
	（28.45）	（29.08）	（26.89）	（24.83）
性别	0.429＊	0.191	0.344	0.084
	（1.77）	（0.78）	（1.40）	（0.29）
居住地	0.121	0.405	－0.082	0.202
	（0.42）	（1.34）	（－0.26）	（0.59）
年龄	－0.855	－0.542	－0.806	－0.645
	（－0.93）	（－0.57）	（－0.85）	（－0.61）
文化程度	－0.379＊＊	－0.419＊＊	－0.397＊＊	－0.320
	（－2.13）	（－2.14）	（－2.00）	（－1.45）
民族	0.288	－0.052	0.103	0.368
	（1.09）	（－0.19）	（0.38）	（1.11）
婚姻状况	0.557＊	0.716＊＊	0.606＊	0.742＊
	（1.69）	（2.09）	（1.74）	（1.88）
家庭人口数	－0.313＊＊＊	－0.282＊＊＊	－0.268＊＊	－0.292＊
	（－4.87）	（－4.40）	（－2.44）	（－1.84）
家庭月收入	0.322	0.392	0.115	0.286
	（1.10）	（1.39）	（0.33）	（0.76）
自评健康状况	0.505＊＊＊	0.526＊＊＊	0.371＊＊	0.570＊＊＊
	（3.09）	（3.45）	（2.46）	（3.12）

续表 6 - 4

变量	（1） 有效性	（2） 安全性	（3） 可及性	（4） 经济性
家庭成员是否患病	0.028	0.352	- 0.079	0.332
	（0.11）	（1.35）	（- 0.32）	（1.08）
医疗保险	- 0.237	- 0.424	- 0.001	0.014
	（- 0.53）	（- 0.92）	（- 0.00）	（0.03）
总支出	0.234 * *	0.292 * *	0.268 * *	0.373 * * *
	（2.04）	（2.57）	（2.42）	（2.86）
门诊次数	- 0.127	- 0.213	- 0.266 *	- 0.385 * *
	（- 0.87）	（- 1.41）	（- 1.71）	（- 2.08）
住院次数	- 0.599 * * *	- 0.590 * * *	- 0.416 * * *	- 0.547 * * *
	（- 4.20）	（- 3.74）	（- 2.60）	（- 2.85）
常数项	3.155 *	2.521	3.258 *	2.900
	（1.73）	（1.33）	（1.75）	（1.38）
R-squared	0.533	0.516	0.501	0.423
N	1636	1636	1636	1636

注：括号内为标准差。显著性水平：* $P < 0.10$，** $P < 0.05$，*** $P < 0.01$。

（二）互联网医疗对医疗服务效果的影响

表 6 - 5 报告了互联网医疗对县域医共体医疗服务效果的影响，采用 OLS 回归分析，控制了性别、居住地、年龄、文化程度、民族、婚姻状况、家庭人口数、家庭月收入、自评健康状况、家庭成员是否患病、医疗保险、总支出、门诊次数和住院次数，数据结果显示模型稳健性较好。

表 6 – 5 互联网医疗对县域医共体医疗服务效果的影响

变量	(1) 有效性	(2) 安全性	(3) 可及性	(4) 经济性
互联网医疗	0.619***	0.622***	0.580***	0.573***
	(24.36)	(24.99)	(23.17)	(21.18)
性别	0.589**	0.351	0.495**	0.233
	(2.39)	(1.43)	(1.98)	(0.80)
居住地	0.001	2.840	– 1.951	0.901
	(0.00)	(0.95)	(– 0.63)	(0.26)
年龄	– 0.622	– 0.306	– 0.560	– 0.402
	(– 0.68)	(– 0.32)	(– 0.60)	(– 0.38)
文化程度	– 0.216	– 0.255	– 0.243	– 0.168
	(– 1.17)	(– 1.25)	(– 1.17)	(– 0.73)
民族	0.238	– 0.101	0.060	0.325
	(0.85)	(– 0.34)	(0.21)	(0.95)
婚姻状况	0.327	0.485	0.390	0.529
	(0.97)	(1.37)	(1.11)	(1.30)
家庭人口数	– 0.358***	– 0.328***	– 0.317***	– 0.340**
	(– 5.03)	(– 4.63)	(– 2.70)	(– 2.03)
家庭月收入	0.692**	0.765***	0.481	0.648*
	(2.34)	(2.60)	(1.38)	(1.75)
自评健康状况	0.641***	0.664***	0.508***	0.705***
	(3.62)	(4.33)	(3.19)	(3.93)

续表 6 - 5

变量	（1）有效性	（2）安全性	（3）可及性	（4）经济性
家庭成员是否患病	- 0.257	0.065	- 0.354	0.060
	（ - 0.92）	（0.24）	（ - 1.34）	（0.19）
医疗保险	0.143	- 0.041	0.367	0.377
	（0.29）	（ - 0.08）	（0.75）	（0.69）
总支出	0.166	0.224**	0.205*	0.311**
	（1.40）	（1.96）	（1.75）	（2.38）
门诊次数	- 0.171	- 0.258*	- 0.312**	- 0.430**
	（ - 1.17）	（ - 1.68）	（ - 2.00）	（ - 2.33）
住院次数	- 0.427***	- 0.417**	- 0.253	- 0.386*
	（ - 2.92）	（ - 2.54）	（ - 1.52）	（ - 1.96）
常数项	2.725	2.088	2.834	2.481
	（1.51）	（1.10）	（1.53）	（1.17）
R-squared	0.504	0.486	0.461	0.389
N	1636	1636	1636	1636

注：括号内为标准差。显著性水平：$^{*}P < 0.10$，$^{**}P < 0.05$，$^{***}P < 0.01$。

从表 6 - 5 模型（1）来看，互联网医疗对县域医疗服务效果的有效性影响在 1% 的水平上显著为正，说明互联网医疗能够对县域医疗服务效果的有效性产生积极影响，验证了假设 H6 - 5。在县域医共体服务中，通过互联网医疗可以让医生和患者更加便捷地交流，及时了解患者病情，提供更加精准的诊断和治疗方案，从而提高医疗服务的有效性。从表 6 - 5 模型（2）来看，互联网医疗对县域医疗服务效果的安全性影响在1%的水平上显著为正,说明互联网医疗能够对县域医疗服务效果的安全性产生积极影响,验证了假设 H6－6。在互联网医疗中,可以通过技术手段实现医疗过程的监管和管理,保障医疗服务的安全性,减少患者到医院就诊的机会,从而降低交叉感染的风险。从表6－5模型(3)来看,互联网医疗对县域医疗服务效果的可及性影响在1%的水平上显著为正,说明互联网医疗能够对县域医疗服务效果的可及性产生积极影响,验证了假设 H6－7。互联网医疗可以提供24小时不间断的医疗服务,患者可以随时通过手机或电脑进行在线咨询和预约挂号,不再受限于医院的工作时间,这样可以大大缩短患者的等待时间,提高就诊的可及性。从表6－5模型(4)来看,互联网医疗对县域医疗服务效果的经济性影响在1%的水平上显著为正,说明互联网医疗能够对县域医疗服务效果的经济性产生积极影响,验证了假设 H6－8。在县域医共体服务中,互联网医疗可以减少患者的交通费用和住院费用等,降低医疗花费。

因此,互联网医疗能够显著提升县域医共体医疗服务的有效性、安全性、可及性和经济性。基于互联网医疗,人民群众可以咨询家庭医生健康医疗问题,同时家庭医生可以迅速对患者的问题进行反馈,满足居民日常的健康医疗需求(如预约挂号、健康教育、远程诊疗等),提升了服务效果的有效性和可及性。互联网医疗可以运用技术手段实现医疗过程的监管和管理,保障医疗服务的安全性;可以减少患者到医院就诊的机会,从而降低交叉感染的风险。此外,互联网医疗可以减少患者的交通费用和住院费用等,降低医疗花费。

　　"我现在经常在 APP 上学习一些健康知识,有时候也会把自己看到的内容分享给身边的老年人,但是有些老年人对互联网上的知识不太感兴趣。"

——城镇居民(访谈记录,202302004)

　　"现在村卫生室具备开展一些远程医疗的基础设施,一是可以进行在线会诊,通过在线的方式联系县医院的专家对村卫生室的病人进行诊断,二是在县级医院拍的片子在村卫生室也能看到。"

——村卫生室医生(访谈记录:202301102)

第三节　工具协同对医疗服务效果影响的城乡比较

　　受城乡信息化基础设施建设水平和医务人员数字技术使用能力的影响,工具协同在城镇和乡村发挥的作用可能存在差异。因此,有必要基于城乡比较进一步分析工具协同对县域医共同医疗服务效果的影响,有助于为县域医共体高质量建设提供有益借鉴,使城乡居民都能够获得更好的医疗服务。

一、信息平台建设影响医疗服务效果的城乡比较分析

　　表6-6报告了信息平台建设对县域医共体医疗服务效果影响的城乡比较,采用费舍尔组合检验(抽样2000次)计算得到信息平台建设组间系数差异检验的经验 P 值,结果显示均存在显著的组间系数差异。回归结果显示信息平台建设对县域医共体医疗服务效果的影响在城镇和乡村显示出一定的差异性。

　　从表6-6模型(1)到模型(8)来看,城镇地区和乡村地区信息平台建设对县域医疗服务效果有效性、安全性、可及性和经济性的影响均在1%的水平上显著为正,与前文结果一致,说明信息平台建设在城镇地区和乡村地区均能够对县域医疗服务效果的有效性、安全性、可及性和经济性产生积极影响。但进一

表6-6 信息平台建设对县域医共体医疗服务效果的影响

变量	有效性		安全性		可及性		经济性	
	(1) 乡村	(2) 城镇	(3) 乡村	(4) 城镇	(5) 乡村	(6) 城镇	(7) 乡村	(8) 城镇
信息平台建设	0.587***	0.804***	0.578***	0.840***	0.559***	0.760***	0.551***	0.752***
	(21.15)	(21.13)	(21.47)	(23.39)	(21.45)	(16.42)	(18.51)	(16.96)
性别	0.566*	0.376	0.308	0.213	0.436	0.385	0.082	0.427
	(1.87)	(0.99)	(1.01)	(0.54)	(1.49)	(0.84)	(0.23)	(0.82)
年龄	-0.109	0.030	-0.044	0.026	-0.144	0.149	-0.160	0.181
	(-0.98)	(0.18)	(-0.38)	(0.16)	(-1.34)	(0.77)	(-1.29)	(0.87)
文化程度	-0.312	-0.343	-0.520*	-0.165	-0.294	-0.366	-0.014	-0.418
	(-1.16)	(-1.42)	(-1.79)	(-0.63)	(-1.08)	(-1.18)	(-0.04)	(-1.21)
民族	0.247	0.191	-0.091	-0.144	-0.001	0.250	0.377	-0.118
	(0.81)	(0.38)	(-0.28)	(-0.30)	(-0.00)	(0.47)	(0.99)	(-0.19)
婚姻状况	0.312	0.993**	0.473	1.190***	0.224	1.291**	0.044	1.790***
	(0.66)	(2.18)	(0.97)	(2.61)	(0.48)	(2.38)	(0.08)	(2.78)
家庭人口数	0.141	-0.002***	-0.158	-0.002**	0.336**	-0.002*	0.152	-0.002
	(0.81)	(-2.86)	(-0.86)	(-2.28)	(2.62)	(-1.69)	(1.01)	(-1.51)
家庭月收入	1.341	0.056	0.775	0.050	-0.581	-0.048	0.846	-0.054
	(0.82)	(0.18)	(0.47)	(0.16)	(-0.35)	(-0.14)	(0.45)	(-0.14)
自评健康状况	0.508***	0.382	0.603***	0.223	0.420**	0.192	0.679***	0.167
	(2.62)	(1.35)	(3.25)	(0.94)	(2.47)	(0.60)	(3.12)	(0.53)

续表 6-6

变量	有效性		安全性		可及性		经济性	
	(1) 乡村	(2) 城镇	(3) 乡村	(4) 城镇	(5) 乡村	(6) 城镇	(7) 乡村	(8) 城镇
家庭成员是否患病	-0.277	1.091**	0.034	1.370***	-0.348	0.782	0.159	1.041*
	(-0.90)	(2.46)	(0.11)	(3.09)	(-1.24)	(1.58)	(0.46)	(1.66)
医疗保险	0.058	-1.491	-0.284	-1.110	0.127	-0.654	-0.040	-0.016
	(0.12)	(-1.40)	(-0.56)	(-1.09)	(0.27)	(-0.48)	(-0.07)	(-0.01)
总支出	0.288**	0.123	0.373***	0.140	0.285**	0.233	0.469***	0.183
	(1.98)	(0.68)	(2.68)	(0.72)	(2.28)	(1.01)	(2.99)	(0.77)
门诊次数	-0.255	0.087	-0.187	-0.167	-0.324	-0.186	-0.479*	-0.249
	(-1.26)	(0.46)	(-0.88)	(-0.88)	(-1.58)	(-0.77)	(-1.91)	(-0.93)
住院次数	-0.881***	-0.357**	-0.934***	-0.260	-0.567***	-0.298	-0.884***	-0.204
	(-4.00)	(-2.02)	(-3.95)	(-1.31)	(-2.65)	(-1.23)	(-3.32)	(-0.72)
常数项	3.896*	0.261	2.639	0.210	4.782**	-1.927	5.074**	-2.536
	(1.78)	(0.08)	(1.15)	(0.07)	(2.25)	(-0.50)	(2.06)	(-0.62)
$R-squared$	0.471	0.722	0.443	0.733	0.457	0.625	0.376	0.570
N	1205	431	1205	431	1205	431	1205	431
信息平台组间系数差异检验 P 值	0.000***		0.000***		0.000***		0.000***	

注:括号内为标准差。显著性水平:* $P < 0.10$, ** $P < 0.05$, *** $P < 0.01$。

步比较,其效应值存在一定差异。信息平台建设对县域城镇地区医疗服务效果的影响均大于乡村地区,造成该现象的原因可能是农村地区在电子健康档案和医疗信息互通共享方面相对滞后,而城镇中的医疗信息平台建设较为完善,基于此,城镇居民获取医疗服务更直接,影响也更大。同时,农村基层医疗机构的卫生信息平台建设缺乏应用驱动,导致其在实际使用中效果不佳,而城镇的医疗信息平台往往更加注重实际应用和用户需求,因此信息平台建设对城镇地区的影响更大。

二、互联网医疗影响医疗服务效果的城乡比较分析

表 6-7 报告了互联网医疗对县域医共体医疗服务效果影响的城乡比较,采用费舍尔组合检验(抽样 2000 次)计算得到互联网医疗组间系数差异检验的经验 P 值,结果显示均存在显著的组间系数差异。回归结果显示互联网医疗对县域医共体医疗服务效果的影响在城镇和乡村显示出一定的差异性。

从表 6-7 模型(1)到模型(8)来看,城镇地区和乡村地区互联网医疗对县域医疗服务效果有效性、安全性、可及性和经济性的影响均在 1% 的水平上显著为正,与前文结果一致,说明互联网医疗在城镇地区和乡村地区均能够对县域医疗服务效果的有效性、安全性、可及性和经济性产生积极影响。但进一步比较,其效应值存在一定差异。互联网医疗对县域城镇地区医疗服务效果的影响均大于乡村地区,造成该现象的原因可能是城镇地区的互联网医疗应用的普及率通常高于农村地区。这意味着城镇居民更容易接触到互联网医疗服务,而农村居民可能因为信息获取不足或个人实际情况限制而难以使用这些服务。城镇居民的教育水平和信息获取能力通常较高,他们更容易理解和接受互联网医疗的概念,而农村地区居民可能更倾向于面对面的交流和咨询。城镇居民的经济条件通常较好,他们也更能够理解并愿意支付互联网医疗的费用。因此,互联网医疗对城镇地区的影响更大。

表6-7　互联网医疗对县域医共体医疗服务效果的影响

变量	有效性		安全性		可及性		经济性	
	(1) 乡村	(2) 城镇	(3) 乡村	(4) 城镇	(5) 乡村	(6) 城镇	(7) 乡村	(8) 城镇
互联网医疗	0.548***	0.801***	0.542***	0.824***	0.510***	0.757***	0.503***	0.746***
	(17.32)	(22.79)	(17.74)	(25.44)	(17.10)	(18.32)	(15.51)	(15.88)
性别	0.885***	0.020	0.622**	-0.168	0.743**	0.049	0.384	0.092
	(2.86)	(0.05)	(2.05)	(-0.42)	(2.47)	(0.11)	(1.09)	(0.18)
年龄	-0.089	0.034	-0.025	0.031	-0.121	0.153	-0.137	0.184
	(-0.82)	(0.22)	(-0.22)	(0.19)	(-1.11)	(0.85)	(-1.10)	(0.90)
文化程度	-0.051	-0.324	-0.263	-0.148	-0.047	-0.348	0.231	-0.401
	(-0.19)	(-1.25)	(-0.90)	(-0.49)	(-0.17)	(-1.07)	(0.70)	(-1.10)
民族	0.123	0.551	-0.214	0.235	-0.111	0.591	0.267	0.221
	(0.38)	(1.08)	(-0.62)	(0.46)	(-0.33)	(1.13)	(0.67)	(0.36)
婚姻状况	0.130	0.356	0.295	0.529	0.048	0.690	-0.129	1.190*
	(0.27)	(0.76)	(0.59)	(1.10)	(0.10)	(1.31)	(-0.24)	(1.87)
家庭人口数	0.307*	-0.002***	0.002	-0.002**	0.507***	-0.002	0.320**	-0.002
	(1.66)	(-2.80)	(0.01)	(-2.14)	(3.65)	(-1.59)	(1.99)	(-1.37)
家庭月收入	2.662	0.478*	2.050	0.505*	0.804	0.350	2.202	0.343
	(1.52)	(1.65)	(1.13)	(1.73)	(0.46)	(1.13)	(1.10)	(0.95)
自评健康状况	0.638***	0.547**	0.728***	0.408*	0.555***	0.347	0.812***	0.325
	(2.94)	(2.26)	(3.89)	(1.80)	(2.96)	(1.28)	(3.79)	(1.09)

续表 6 - 7

变量	有效性		安全性		可及性		经济性	
	(1) 乡村	(2) 城镇	(3) 乡村	(4) 城镇	(5) 乡村	(6) 城镇	(7) 乡村	(8) 城镇
家庭成员是否患病	-0.537	0.828*	-0.221	1.100***	-0.604**	0.537	-0.093	0.795
	(-1.61)	(1.89)	(-0.69)	(2.37)	(-1.99)	(1.08)	(-0.26)	(1.34)
医疗保险	0.345	-0.642	-0.002	-0.213	0.409	0.145	0.237	0.779
	(0.62)	(-0.72)	(-0.00)	(-0.23)	(0.77)	(0.12)	(0.41)	(0.55)
总支出	0.225	0.013	0.311**	0.027	0.225*	0.129	0.410***	0.081
	(1.46)	(0.08)	(2.22)	(0.14)	(1.65)	(0.57)	(2.65)	(0.33)
门诊次数	-0.404**	0.209	-0.332	-0.050	-0.470**	-0.071	-0.623***	-0.137
	(-2.04)	(1.08)	(-1.58)	(-0.24)	(-2.33)	(-0.29)	(-2.49)	(-0.52)
住院次数	-0.685***	-0.204	-0.743***	-0.100	-0.378*	-0.154	-0.698***	-0.062
	(-3.11)	(-1.07)	(-3.16)	(-0.44)	(-1.73)	(-0.60)	(-2.59)	(-0.21)
常数项	3.581*	0.0390	2.337	0.0278	4.445**	-2.139	4.744*	-2.732
	(1.65)	(0.01)	(1.02)	(0.01)	(2.07)	(-0.60)	(1.91)	(-0.67)
R - squared	0.471	0.722	0.443	0.733	0.457	0.625	0.376	0.570
N	1205	431	1205	431	1205	431	1205	431
互联网医疗组间系数差异检验 P 值	0.000***		0.000***		0.000***		0.000***	

注:括号内为标准差。显著性水平:* $P < 0.10$,** $P < 0.05$,*** $P < 0.01$。

　　基于工具协同对医疗服务效果影响的城乡比较分析可以发现,县域医共体工具协同对医疗服务效果的影响具有显著的城乡差异,信息平台建设和互联网医疗在城镇地区发挥的作用更为显著。现代信息技术在医疗服务领域的应用不仅体现在医疗技术的进步方面,也创新了医疗服务供给模式,提高了医疗服务的可及性,有利于医疗服务资源和信息在不同部门之间的流动和利用。实证研究发现,信息平台和互联网医疗在城镇地区发挥的作用更加明显,其主要原因在于:从服务供给的角度来看,城镇地区的互联网设施更加健全,为医共体信息平台建设和互联网医疗的开展提供了良好的设施基础,与此相比,尽管近年来农村地区的互联网设施建设不断加快,信息化水平不断提高,但相比于城镇地区仍然落后,同时,城镇地区医务人员的互联网使用更加熟练,而部分乡村基层医生之前很少接触到互联网医疗,尽管对乡村基层医生进行了互联网医疗相关知识的培训,但其使用数字化设备的能力还是相对较弱;从居民服务利用的角度来看,城镇居民的数字素养水平更高,更愿意使用互联网获取医疗服务相关信息,因而更能从信息平台建设和互联网医疗中获益。

第四节　稳健性检验

　　为了验证本结果的稳健性,将服务效果中的有效性、安全性、可及性和经济性进一步转换为二分类变量,其中评分在4分以下的(即回答"完全不同意""不同意""一般")视为不满意,4分以上的(即回答"比较同意"和"非常同意")视为满意。使用二元逻辑回归进一步检验上述假设,结果如表6-8所示,信息平台建设和互联网医疗对县域医疗服务效果的有效性、安全性、可及性和经济性影响均在1%的水平上显著为正,与前文结果一致,说明结果稳健。

表6－8　稳健性检验

变量	有效性	安全性	可及性	经济性
信息平台建设	2.232***	2.163***	2.010***	1.885***
	(16.99)	(17.34)	(16.39)	(15.27)
控制变量	已控制	已控制	已控制	已控制
常数项	1.387	3.473	17.30	13.27
	(0.12)	(0.31)	(1.44)	(1.08)
R-squared	0.443	0.733	0.457	0.625
互联网医疗	1.946***	1.879***	1.763***	1.601***
	(16.03)	(16.13)	(15.79)	(14.40)
控制变量	已控制	已控制	已控制	已控制
常数项	－1.225	0.597	14.00	10.04
	(－0.10)	(0.05)	(1.21)	(0.85)
R-squared	0.420	0.689	0.435	0.600
N	1636	1636	1636	1636

注:括号内为标准差。显著性水平:* $P < 0.10$, ** $P < 0.05$, *** $P < 0.01$。

第七章

提升县域医共体医疗服务效果的对策建议

2023 年 12 月 29 日,国家卫生健康委、中央编办、国家发展改革委等 10 部门联合印发了《关于全面推进紧密型县域医疗卫生共同体建设的指导意见》(以下简称《指导意见》),标志着紧密型县域医共体建设由试点阶段进入全面推进阶段,为各地规范稳健开展县域医共体建设提供了遵循和指南。《指导意见》以"强县域,强基层"为导向,坚持顶层设计和系统观念,围绕"县级强、乡级活、村级稳、上下联、信息通"的目标,建设责任、管理、服务、利益"四个共同体",让群众就近就便享受更加公平可及、系统连续的预防、治疗、康复、健康促进等健康服务。

按照《指导意见》提出的全面推进紧密型县域医共体建设的要求和举措,结合本研究的主要发现,研究从明确主体责任、深化县域医共体过程协同、加强县域医共体工具协同三个方面提出具体的对策建议,系统重塑医疗卫生体系和整合优化医疗卫生资源,推进以城带乡、以乡带村和县乡一体、乡村一体,全面提升县域医共体医疗服务效果,让群众在县域内享有更加可及、安全、有效、经济的预防、治疗、康复、健康促进等健康服务,为健康中国建设和乡村振兴提供有力保障。

第一节　明确主体责任，构建多元主体参与格局

一、逐步完善县域医共体的顶层设计

卫生健康服务是政府工作的重要内容,实现、维护、发展好全县人民最基本的健康权益是政府义不容辞的职责。政府要在县域医共体发挥主要引导作用,领导相关部门、医疗卫生服务机构、其他社会组织等协调合作、各司其职,在法治轨道上运用组织管理、资源配置、技术保障等多维度举措,为全社会提供适宜的医疗服务。

一是深化医疗卫生体制改革。同步推进"三医"联动与"三改"并行,是指医疗、医保、医药进行联合行动的同时,三个领域的改革也要同步实施,协调推进,以确保改革的连贯性和有效性。认真落实县委、县政府关于深化医药卫生体制改革,建设现代化医疗卫生体系的系列文件精神,遵循强化政府责任和坚持市场主导相结合、注重统筹兼顾和稳妥推进相结合的原则,改进基层医疗卫生机构运作模式,提高思想认识,落实责任主体,统筹推进改革进程。

二是推进县域医共体法制建设。要为县域医共体建设提供法制保障,要进一步规范行政执法机制,创新行政管理方式,落实监督问责机制,完善有利于县域医共体发展的政策制度体系。要加强普法教育,增强公众守法和医疗卫生从业人员依法执业观念,营造良好的社会环境,促进县域医共体建设良性发展。

　　三是建立推进机制。明确县域医共体建设的指导思想、基本原则、总体目标、主要任务和关键环节,细化工作推进方案。敦促相关部门要研究制定具体行动计划和配套政策措施,合力突破重点难点问题。健全行动落实的监测评价体系,开展定期评估,确保县域医共体建设顺利推进。

　　四是理顺管理职责。要理顺县卫生健康局或卫健委对县域内各级各类医疗机构的管理职责。公立医疗机构由县级卫生行政部门按职责进行统一管理,其中技术人员由县级卫生行政部门依法实行资格准入,并根据工作需要在全县范围内进行合理分配,卫生事业经费由卫生行政部门根据实际工作需要组织二次分配,并对经费使用情况进行审计、监管。

二、医疗机构要发挥资源配置作用

　　一是重视市场需求导向,提高中医药服务能力。政府和医疗机构在提供医疗服务时需满足不同群众的诉求,充分重视市场需求导向。应深入调查所在区域医疗服务需求,结合当地地理位置、经济实力与区域内医疗机构分布特征,选择有效合作形式。提高基层中医药服务可及性和服务水平,促进中医药和西药相互补充、协调发展,全方位全周期保障人民健康。县级中医医院可利用技术、人才、品牌等优势,与基层医疗机构通过共建、托管等多种形式组建医共体,通过管理团队和专家团队双下沉,帮扶建设中医优势专科专病和中医经典病房、名老中医药专家传承工作室、治未病科、老年病科等,接收县级医院医务人员进修培训,建立远程医疗网络等多种方式,提升县级中医医院医疗服务能力与水平。加强中医专科联盟建设,通过专家共享、科研共享、教学共享、标准共享和管理共享,强弱项、补短板,辐射和带动区域内、区域间专科能力提升,推动整体中医医疗服务发展。

二是优化多元办医格局,促进社会办医发展。加强政策支持,优先帮助社会第三方主体发挥主观积极性举办非营利性医疗机构,鼓励多种形式办医,营造良好的办医环境,实现非营利性民营医院与公立医院同工同酬。要鼓励医务人员在非工作时间、退休医师到基层医疗机构兼职,建立个人工作室。鼓励全科医生开办个体诊所,做好政策支持。拓宽和维护社会力量进入医疗领域的通畅渠道,清除进入障碍。鼓励引入专门的医院管理集团,推动民营医疗机构向集团化、专业化方向发展。要提高民营医疗机构规范化程度,加强政府监管力度,提高行业自律意识,接受社会的监督。

三、医保机构要发挥政策支持与监管职责

医疗保障制度改革是支持县域医共体发展的重要制度,要不断通过医疗保障制度改革强化县级公立医院和乡镇卫生院之间的利益共同体关系,引导城乡居民参与分级诊疗,不断完善医保支付管理方式,优化多层次医疗保障体系,实现医疗服务效果提升和居民医疗服务压力降低的双重目标。

同时,医保机构承担着重要的监管职责,要充分发挥监管和规制医疗服务行为的作用,引导不同职能、等级医疗机构合理设计支付标准,调整补偿机制和支付方式,以有效分担患者的医疗成本。医药企业要实现药品器械在不同职能等级医疗机构供给的均衡性。社会组织承担提升县域医共体建设的专业化水平的责任,应不断提高专业服务能力,为政府、医疗机构、公众提供技术支撑、咨询服务、培训和宣教等。公众是医疗服务的需求方,要加强主人翁意识,积极响应政策号召,主动参与县域医共体协同网络,树立科学的就医观念,合理表达自身健康诉求。

第二节 深化过程协同，完善县域医共体内部运行机制

一、加快医疗服务资源共享

目前,全国县域医共体试点已基本形成县、乡、村三级医疗机构统筹协调和分工合作机制,基本实现了人员、财务、业务、信息、药械的"五统一"管理,为进一步加快资源服务共享奠定了基础。

一是要提升资源共享效率。将县医院更多的优质资源通过统一管理与分配的方式传递给乡镇卫生院和村卫生室,提高县医院"五大中心"及"远程影像诊断中心""远程心电诊断中心"和"远程超声诊断中心"的利用效率,统筹建立县域肿瘤防治、慢病管理、微创介入、麻醉疼痛诊疗、重症监护等临床服务中心,提高资源配置和使用效率,提升服务能力。

二是要进一步完善人员、财务、业务、信息、药械"五统一"管理。规范成员单位服务行为和流程,落实医共体机构用人自主权,按照医共体编制周转池制度实行编制统筹、岗位统筹,实行按需设岗、按岗聘用,由医共体总院统一招聘、统一培训、统一调配、统一管理。在建立医共体财务核算中心的基础上,完善财务内控制度、内部和外部审计制度。在规章制度、技术规范、人员培训、质量控制、业务指导、医疗工作考核等方面执行统一标准,强化医共体内各机构医疗服务质量控制。利用信息化平台,全面推进医共体数字化管理,进一步优化服务流程、降低运行成本、提高服务质量和资源利用效率。药品管理实现统一目录、

统一采购、统一配送、统一支付、统一储备调剂。

三是要建立利益共同体，实行"激励相容"机制。所谓"激励相容"，即使个人在追求利益最大化的过程中，与集体最大化的目标一致的一种制度安排。通过以医共体医保支付制度为关键的经济激励手段和以人事编制制度为关键的非经济激励手段，创造一个利益共同体，降低改革阻碍，调动医共体内部工作人员的积极性与主动性，增强内部各成员的信任度与合作度，进一步推动资源在医共体内部的共享与流动。

二、加强人才培养与交流

根据资源配置需要，医共体应建立"能上能下、能进能出"的人员管理机制。按照"派下去、选上来"和"凡晋必下、凡提必下、凡下必补"的原则，县级医院要定期为乡镇医务人员免费安排进修和专业技术培训。

一是要促进人员内部良性流动。首先，创造优秀的人才成长环境，建立医疗共同体内部人才优先发展及技能提升机制，并拓展职业晋升路径。其次，定期选拔乡镇基层医务人员到县级医院进行学习和工作经验交流，其间人员身份及编制类型保持不变，不进行人事调动，以确保专业技术人才能够有序流动并激发基层医务人员的工作热情。最后，县级医院应定期派遣资深医生到乡镇卫生院提供指导或担任学科带头人，进行坐诊、查房、巡诊和会诊等工作，并有计划地安排乡镇医务人员接受免费进修和专业技术培训。

二是要强化人才引进策略。将医疗服务高层次人才引进作为县域人才发展的重要任务，一方面在政策允许范围内有计划地实施医学生定向培养政策，鼓励县域学生走出去、引回来，另一方面要支持县域医疗服务工作人员在职提升学历，对取得更高学历的人才给予职称评审和工资待遇方面的支持。

三是提升外部交流与合作。与县域外医院建立医疗合作机制，强化高层次医疗人才的交流与互访,邀请著名医学专家设立工作室或引入区内外医疗专家,通过现场诊断、手术指导、教学查房、学术讲座等形式进行实战教学,从而提升基层医疗机构的诊疗能力。

三、优化双向转诊流程

积极落实双向转诊制度,加强县医院对各医疗卫生机构提供统一业务指导、技术服务和诊疗检查。成立疾病预防控制和妇幼卫生保健两个专业指导团队,指导各分院开展公共卫生服务工作。为落实好门诊大病政策,将高血压、糖尿病认定权限扩大至基层医疗机构,门诊慢性病"长处方"制度同步执行。

一是压实基层医疗双向转诊制度。按照"基层首诊、急慢分治、双向转诊、连续服务"的原则,制订双向转诊工作流程,实行分级诊疗管理。根据县、乡、村三级医疗机构功能定位,建立完善医共体内部、医共体之间和县域向外转诊具体流程、实施细则和转诊平台,拟定县级分级诊疗疾病目录,满足人民群众就医需求。明确各单位工作职责,总院与乡镇分院建立相互协作关系,明确双方的职责和权利,及时解决工作中发现的问题,严格、规范开展双向转诊工作。明确双向转诊标准及病种,将工作开展情况和上转患者跟踪管理纳入绩效考核。

二是优化医共体内部双向转诊临床标准和双向转诊绿色通道。优先接诊家庭医生上转的患者,使居民感受到签约带来的红利,提高家庭医生签约率。建设分级诊疗信息中心,畅通转诊通道,规范转诊流程,确保双向转诊实现一键完成。利用信息化平台实现患者信息的及时传递与共享,简化转诊流程。推广远程医疗服务,利用视频会诊等方式,减少非必要转诊,提升转诊效率。

三是执行慢性病"长处方"制度。"长处方"制度能够减轻医院的门诊压力和医生的工作负担,减少慢性病患者的就医频次,使医疗资源可以更加集中地用于急重症患者和复杂病症的治疗。执行慢性病"长处方"制度,由签约家庭医生开具长期处方,统一县域内县级医院与乡镇卫生院供应药品目录,让老百姓可以在基层便捷复诊购药,减少了看病费用,有效推动分级诊疗。同时,加强慢病管理,以高血压、糖尿病防治为切入点,建立慢性病县、镇、村三级管理模式,在县域内实现筛查、确诊、转诊、随访的连续服务。

四、提升家庭医生签约服务质量

探索建立"三级团队"服务模式,应用"互联网+"做实签约服务。借助第三方信息平台,建立"互联网+家庭医生服务平台",签约居民通过手机 App,扫取该家庭医生签约服务团队的二维码,即可进入平台进行在线健康咨询、健康教育和疾病诊治。这种做法不但提升了家庭医生签约率,而且为居民提供了更加便捷、专业的健康服务。

一是做实家庭医生签约服务,杜绝"签而不约"。围绕"以基层为重点、预防为主、防治结合"的方针原则,做实家庭医生签约服务,压实对签约对象健康状况及其危险因素动态掌握、及时上报等责任,做到持续为签约对象提供优质、个性化的健康管理服务。通过信息化平台,实现服务跟踪与反馈:通过电子健康档案等信息系统,记录居民的健康信息和家庭医生的服务记录,实现服务的跟踪和评估。同时,建立反馈机制,让居民对家庭医生的服务进行评价,以此来促进服务质量的提升。

二是提高家庭医生的服务质量,优化服务流程。通过培训和教育提升家庭医生的专业技能和服务水平,根据家庭医生的实际需求安排培训内容,使他们能够提供更加全面和个性化的医疗服务,同时具备处理常见病、慢性病及预防保健的能力。优化服务流程,简化沟通与咨询渠道,为签约人员提供多样化的服务内容,如家庭访视、健康咨询、慢性病管理等,满足不同居民的健康需求。

三是要健全激励机制,提高家庭医生工作积极性。对家庭医生的工作进行合理评价和激励。考核内容不仅包括签约数量,更重要的是签约服务的质量和居民的满意度,通过设置奖励机制,鼓励家庭医生提供更优质的服务。同时,通过宣传教育,增加居民对家庭医生签约服务的了解,明确家庭医生在健康管理中的作用,提高居民的参与度和满意度。

第三节　加强工具协同,提升县域医共体信息化水平

一、优化信息化平台建设

加强健康信息化建设,为紧密型县域医共体实现信息统一管理奠定良好的基础。根据信息统一管理需要,实现医疗健康信息专网全覆盖,建成县域健康各类服务系统平台。

一是要加强新技术引领,实现健康信息化平台更新升级。充分利用大数据、物联网、云计算、人工智能等先进技术拓展医疗服务空间和内容,大力发展AI辅助诊疗,帮助提升基层医务人员专业技术水平。加强对健康医疗大数据的利用,建设和完善以居民电子健康档案、电子病历、电子处方等为核心的基础数据库,实现县域医共体内和医共体间公共卫生和医疗数据协同。通过推广可穿戴设备,实时采集居民生命健康指标,实现对居民健康状况的动态监测,依托先进技术实现对居民全生命周期的健康管理。

二是提高安全防护意识,加强数据安全管理。县域医共体应基于国家信息系统等级保护制度,健全信息平台的网络、数据及应用安全体系,在处理患者信

息时,需要严格遵循国家和地区的隐私保护法律,确保数据处理的合法性和合规性。首先要升级技术保护措施,采用高级加密技术来保护数据,实施复杂的访问控制和身份验证机制(如多因素认证),以及定期更新防火墙和反病毒软件来抵御网络攻击。此外,定期进行数据的备份,以防数据丢失或被破坏。其次,医疗机构必须对员工进行持续的数据安全培训和意识提升,确保他们理解保护医疗数据的重要性,并熟悉如何安全地处理和共享这些信息。再次,要建立一个强有力的内部政策和程序框架来规范数据的使用和共享,包括严格的数据访问控制政策和监控机制,定期进行安全审计和风险评估,以便及时发现并解决安全漏洞和侵害行为。

三是优化用户体验,创新便民服务平台。通过优化"互联网+家庭医生服务平台""互联网+远程门诊平台""互联网+远程诊疗门诊""互联网+慢病管理平台""互联网+县、乡、村一体化服务平台""互联网+在线培训平台""互联网+一站式结算平台",加强程序运行流畅度,简化使用流程,为居民提供更加便捷和及时的医疗服务。创新便民服务应用,搭建专科健康信息平台(如妇幼健康信息平台),制订妇幼专科电子病历标准规范,线上支撑居民"出生一件事""电子出生证明"快办快结。拓展便民惠民服务应用场景,加快智慧医院建设,通过科技赋能提升基层医疗服务能力。

二、推进互联网医疗

开发慢病管理等居民端 App,实时、动态掌握全县高血压等慢病患者的健康情况,面向居民开展各类互联网医疗知识讲座,提升居民网上预约挂号、在线咨询、自助查询检查结果等互联网医疗服务的利用能力,提升互联网医疗发展效能。大力发展互联网医疗,有利于提升居民利用互联网进行健康管理、在线就诊的能力。

一是利用互联网医疗加强健康教育。首先,充分调查人民群众的健康需求,针对不同年龄段、健康状况和兴趣点的人群,发布相关的健康饮食、运动、疾病预防和心理健康等方面的信息,以满足不同群体的需求。其次,创新传播手段,采用软文推广、直播、积分兑奖等多种形式,吸引居民的关注并及时向群众提供易于理解和实践的健康建议。再次,利用在线课程和研讨会提供深入的健康教育,通过与医疗专家、营养师和心理咨询师合作,提供系列在线讲座和互动课程,覆盖健康生活方式、疾病管理、心理健康等主题。最后,加强对健康教育内容的审核,为了确保信息的准确性和权威性,应当确保所有发布的内容都经过医疗健康专家的审核。

二是利用互联网医疗加强居民的健康管理。通过对居民电子健康档案的数据分析和人工智能技术为居民提供个性化的健康管理方案,根据患者的健康数据和生活习惯,提供定制化的健康建议,帮助居民更科学地管理饮食、运动、睡眠等方面,提高整体健康水平。利用家庭医生签约服务平台,实现医生与患者的实时互动,居民可以远程与医生进行医疗咨询,为地理位置偏远或行动不便的居民提供便捷的健康管理服务。通过推广使用智能可穿戴设备,实时监测用户的生理数据,如心率、步数、睡眠质量等,并将数据同步到健康应用中,既帮助居民了解自身健康状况,又帮助家庭医生更好地监测居民的实时健康状况。

三、探索居民"健康画像"服务模式

数字技术的快速发展为县域医共体的建设和效能提升提供了强大的技术支持,当前全国各地在积极探索基于数据融合的"健康画像"医防融合服务模式,成为基层医疗卫生信息化建设的重要前沿方向。基于对"健康画像"服务模式的分析和对互联网上的相关新闻报道,本研究提出探索居民"健康画像"服务模式,推动基层医疗服务能力和效果的建议。

一是地方政府要引导和支持"健康画像"服务系统的建立。以提高基层医防融合水平和居民自我健康管理水平为目标,在整合现有公共卫生、家庭医生、临床等信息系统的基础上,引入人工智能技术,构建以居民各类健康信息为基础的数智化"健康画像"服务系统。

二是提升居民的自我健康意识和数字素养。通过讲座等形式不断提高居民进行自我健康监测、管理和预防的意识和能力,在推行"数字画像"服务系统的基础上,通过村卫生室等服务平台引导居民进行网上健康咨询与问诊,通过在线平台加强与家庭签约医生的沟通与合作,提高互联网医疗制度效能。

三是要进行数字医疗设施和使用流程的适老化改造,在大力推进健康信息化建设与提升居民数字素养的同时,要保障以数字失能老年人为重点的居民的正常医疗卫生服务需求,要通过导诊岗位设置、志愿者服务等方式使服务对象适应医疗机构的现代信息化环境与就医流程。

第八章

县域医共体协同治理的经验总结与研究展望

第一节　彭阳县推进县域医共体协同治理的经验总结

一、顶层设计推动和政府引导是医共体协同治理的驱动力量

资源共享、人才交流、双向转诊、家庭医生签约服务、信息平台建设和互联网医疗构成了县域医共体协同治理的关键机制，这些机制的实现都需要打破既有的医疗服务体系架构和利益分配方式，没有强有力的顶层设计支持和政府引导下的组织变革根本无法实现利益共同体和服务共同体的建构。

彭阳县作为国家医共体建设试点县，以政府主导推动"互联网＋医疗

健康"为突破口,全面提升县域医疗服务设施建设水平,打通居民健康信息在不同层级医疗机构间的共享通道,通过政府引导的方式调动居民参与家庭医生服务和进行自我健康管理的积极性,为彭阳县成为县域医共体建设试点县和实现县域医疗服务体系高质量发展奠定了坚实基础。县级政府主导的医疗服务模式创新和制度变革是彭阳县医共体协同治理的关键驱动力量。

二、重构县域医疗机构的利益分配机制是医共体协同治理的改革重点

基于协同治理理论的观点,建设县域医共体就是要打造政府、医疗机构和社会组织多元主体参与、不同层级医疗机构紧密合作的健康共同体。由于在既有制度下,县级公立医院、乡镇卫生院和村卫生室的政府财政投入力度不同和服务能力差异,改革不同层级医疗机构间的利益分配机制成为打造该共同体的重点和难点。

彭阳县首先通过信息平台建设实现了居民健康信息和诊疗信息在不同层级医疗机构的共享,一方面使得分级诊疗制度具有了信息基础,另一方面降低了居民的就医成本;然后,通过统一的资源分配制度消除了不同层级医疗机构间的利益分配冲突,强化了县级公立医院的资源统筹与统一化配置能力;最后,通过加强县级医疗服务人才在县级公立医院和乡镇卫生院之间的流动来弥补乡镇卫生院医疗服务人才不足的短板,提升乡镇卫生院的服务能力和服务水平。通过上述主要措施,基本实现了"人、财、物"的统一配置和利益共同体的构建。

三、群众的健康素养提升和健康行动是医共体协同治理的现实前提

在党和国家"以人民为中心"的发展理念下,解决群众"看病难、看病贵"的问题是医疗服务体系改革的现实需求,保障人民生命健康、提升群众健康水平是县域医共体发展的最终目标。县域医共体协同治理的有效推进离不开顶层设计、政府引导、制度变革与技术支持,更重要的是需要通过制度与行动的相互适应,在群众健康素养提升与积极健康行动的前提下不断提高医共体协同治理的水平和效能。

彭阳县一方面注重政府推动的县域医疗服务体系改革与互联网医疗发展,另一方面注重以居民需求为中心,提升居民进行自我健康管理的意识和参与家庭医生服务合作生产的能力,其主要举措包括通过"积分制"的形式引导居民利用互联网进行健康知识学习和与家庭医生进行在线沟通,形成了"小鸡蛋撬动大健康"的彭阳品牌[1]。

宁夏新闻联播
小鸡蛋撬动大健康

---

[1]　资料来源于宁夏新闻联播"小鸡蛋撬动大健康"。

第二节　未来研究展望

一、本研究的主要创新

第一,基于协同治理 SFIC 模型,构建了县域医共体过程协同和工具协同影响医疗服务效果的理论分析框架。已有研究肯定了县域医共体的制度优势和功能定位,但还缺乏对县域医共体协同治理影响医疗服务效果的实证研究。协同治理视角下,不同层级的医疗机构协同合作是县域医共体的核心特征,也是影响医疗服务效果的关键因素。研究基于 SFIC 模型、资源配置理论等理论和彭阳县医共体协同治理实践,从制度视角和技术视角将县域医共体协同治理机制概括为过程协同和工具协同两个方面,过程协同具体包括资源共享、人才交流、双向转诊和家庭医生签约服务,工具协同具体包括信息化平台建设和互联网医疗。该框架明晰了医共体协同治理的核心特征和具体维度,提出了医共体协同治理和医疗服务效果间的内在联系,弥补了现有研究对该问题关注的不足,丰富了协同治理理论在医疗服务领域的应用。

第二,设计了县域医共体医疗服务效果评价的指标体系,在宏观和微观层面评价了样本地县域医共体医疗服务效果。研究以可及性理论、SERVQUAL 评价模型等理论为指导,采用扎根理论的方法对访谈资料进行分析,构建了包括有效性、安全性、可及性和经济性四个维度的医疗服务效果评价指标。基于 0–1 的测量尺度,宏观县域医共体服务指标的综合评价值从 2017 年的 0.339

上升到 2022 年的 0.683,发展态势良好;但对城乡居民的问卷调查数据进行分析发现,按照"1~5"等级的评价量表,县域医共体医疗服务的有效性、安全性、可及性和经济性的评分分别为 3.56、3.13、2.41、3.52,表明当前县域医共体医疗服务效果整体水平不高,可及性水平相对偏低。研究弥补了已有研究重视县域医共体宏观发展成效评价缺乏微观医疗服务效果研究的不足,发现宏微观视角之间的评价差异有利于为科学判断我国县域医共体的建设现状和存在问题提供科学依据和决策支持。

第三,实证检验了过程协同与工具协同对县域医共体医疗服务效果的显著影响。利用城乡居民微观社会调查数据,采用回归分析的方法验证了县域医共体过程协同和工具协同能够显著提升医疗服务的有效性、安全性、可及性和经济性。不同层级的医疗机构通过资源共享、人才交流、双向转诊、家庭医生签约服务提升了县域医疗服务资源配置的均衡性和医疗服务协同合作水平,构建了为居民提供健康保障的新模式。信息化平台建设和互联网医疗发展充分发挥了现代信息技术对医共体资源整合的驱动作用,从而提升服务效率和效果。研究验证和解释了县域医共体过程协同和工具协同对提升医疗服务效果的显著作用,为实践部门完善医共体协同治理机制和提升医疗服务效果提供了理论指导。

二、未来研究空间与展望

本研究在县域医共体协同治理发展的背景下,基于协同治理理论、"结构－过程－结果"模型、资源配置理论、契约治理理论等,构建了县域医共体协同治理影响医疗服务效果的理论分析框架,为解决医疗服务供需失衡与提升县域医共体服务效果提供了理论指导。同时,基于扎根理论,构建了县域医共体医疗服务效果评价的指标体系,并阐释了县域医共体协同治理对医疗服务效果的影响,这一研究对于从协同治理角度提高县域医共体医疗服务效果,改善居民医疗获得感具有重要的参考价值。然而,本研究还存在一定的局限性,后续研究将进一步完善与拓展。

(一)扩展研究区域,丰富研究案例

由于县域医共体尚处于由试点向全面推进的发展阶段,不同区域的医共体发展模式和水平有显著差异,因此本研究利用彭阳县医共体建设的典型案例,采用质性与定量相结合的方法评价县域医共体医疗服务效果,验证医共体协同治理对医疗服务效果的影响。未来,随着县域医共体在全国范围内展开与发展成熟,可以扩大研究区域和研究范围,进行不同医共体运行模式、服务效果的比较。

(二)基于宏观统计数据开展政策效果评估

在验证和分析医共体协同治理对医疗服务效果的影响时,受限于县域医共体的发展阶段和数据可获得性,研究利用个体微观调查数据进行实证研究,对县域医共体协同治理和医疗服务效果的测量以城乡居民的评价为依据。未来,随着相关统计数据的丰富,可以利用宏观统计数据和双重差分等高级计量方法进一步深入研究。在分析县域医共体协同治理对医疗服务效果影响的实证过程中,虽然对研究结果进行了稳健性检验,但由于医疗服务效果指标涉及医疗对象的多个方面,本研究仅控制了个人特征的相关变量,尚未考虑社会经济水平、固定资产投资、医疗保险、生态环境等宏观指标,后续将丰富研究数据与研究方法,增加对客观变量的控制,在更为严谨的条件下验证该模型的准确性,并采用工具变量法消除模型的内生性。

（三）开展面向不同主体的激励与约束机制研究

县域医共体正在从局部试点向全面建设推进，未来必然成为我国医疗卫生服务体系的重要组成部分。本研究初步探究了医共体协同治理对医疗服务效果的影响，实证验证了医共体建设的重要作用。从实践目标来看，下一步需要在本研究构建的理论框架的基础上，更多借鉴管理学、组织行为学的理论和方法，从中观层面分析不同主体的利益、目标冲突及其激励机制和约束机制，深入分析推进县域医共体的实践困境和路径，为县域医共体高质量发展提供更具参考价值的对策建议。

（四）探索利用居民"健康画像"推动县域医共体高质量发展的路径

随着数字技术的不断发展，现代信息技术在医疗服务领域的深入应用成为必然趋势，它将全面影响医疗服务的组织模式、提供方式和个体健康行为。当前，全国各地在积极探索基于大数据和人工智能的"健康画像"服务模式，帮助个体进行自我健康管理和监测，助力基层医疗服务机构提升服务效率和水平，提高公共卫生的风险监测水平。本研究初步研究了县域健康信息化平台建设和互联网医疗对医疗服务效果的影响，随着信息化技术在医疗服务领域更加深入的应用，未来需要不断跟踪信息化工具的前沿发展动向，进一步深化研究主题，全面发挥工具协同对县域医共体的积极作用。

参考文献

[1] 杨峰,徐继敏."治理体系与治理能力现代化"语境下的县域治理[J].学术论坛,2016,39(2):20-24.

[2] 白雪洁,程于思.医疗资源配置的城乡区域差异与中老年人个体健康[J].西安交通大学学报(社会科学版),2019,39(2):80-89.

[3] 杨林,李思赟.城乡医疗资源非均衡配置的影响因素与改进[J].经济学动态,2016,No.667(9):57-68.

[4] 封进,吕思诺,王贞.医疗资源共享与患者就医选择——对我国医疗联合体建设的政策评估[J].管理世界,2022,38(10):144-157,173,158.

[5] 周辉,费宇,缪涛等.2010—2019年我国西部地区基层医疗卫生机构卫生资源配置及利用效率评价[J].卫生软科学,2022,36(5):58-61.

[6] 孙树学,蒋晓庆,李维昊等.松散型医共体赋能基层医疗服务体系——组织竞合、政策激励与动态能力提升[J].公共管理学报,2021,18(3):139-151,175.

[7] 古荭欢,吴瑞君,孙斌栋.分级诊疗能否促进空间平等?——基于上海市公共医疗服务可达性的情景分析[J].人文地理,2022,37(5):63-70.

[8] 赵玉.医联体模式下基层卫生机构医疗服务能力提升研究——以郑州市Z医联体为例[D].新乡:新乡医学院,2022.

［9］肖斌,陆晓琳.基于"互联网＋"的新型医联体建设分析［J］.山东社会科学,
2016(S1):241－242.

［10］WORLD HEALTH ORGANIZATION. Strengthening people-centred health sys-
tems:a European framework for action on integrated health services delivery
conceptual overview and main elements［R］. Geneva:WHO, 1978.

［11］WORLD HEALTH ORGANIZATION. Report on the fifth regional seminar on
public health administration:integration of health services［R］. Manila:WHO,
1993.

［12］叶江峰,姜雪,井淇,等.整合型医疗服务模式的国际比较及其启示［J］.管
理评论,2019,31(6):199－212.

［13］凤启龙.人类卫生健康共同体:长三角区域医共体发展的价值导向［J］.南
京社会科学,2021,403(5):63－70.

［14］王晓蕾.马克思共同体思想视域下人类命运共同体的建构［J/OL］.海南大
学学报(人文社会科学版):1－9［2024－01－02］.

［15］刘莉,张克俊.健康中国背景下建设县域医共体的现实需求、实践探索与
思路对策［J］.农村经济,2024,(2):90－102.

［16］朱静敏,段晖.县域医共体何以实现卫生绩效?——政策企业家、再组织
化联盟与激励兼容［J］.公共管理学报,2021,18(3):125－138,174－175.

［17］胡晟明,张友业,温勇.家庭保健项目对中老年人健康服务效果的影响研
究［J］.人口与发展,2017,23(6):77－86.

［18］周小梅,刘建玲.医改背景下医疗服务价格管制效果研究［J］.经济与管
理,2021,35(6):8－14.

［19］白晨.转移还是消化:省级政府基本公共服务筹资策略及其效果分析——
来自医疗救助服务的证据［J］.中国软科学,2020,349(1):95－103.

［20］马超,宋泽,顾海.医保统筹对医疗服务公平利用的政策效果研究［J］.中国人口科学,2016,172(1):108－117.

［21］杨志武,宁满秀.我国新型农村合作医疗制度政策效果研究综述［J］.华东经济管理,2012,26(1):135－138.

［22］赵修华.参与主体行为对新型农村合作医疗制度实施效果的影响分析［J］.农村经济,2008,No.306(4):90－92.

［23］邓大松,刘振宇,余思琦.我国县级公立医疗服务体系改革实施效果评价——以江西省于都县为例［J］.江西师范大学学报(哲学社会科学版),2018,51(2):120－126.

［24］赵绍阳,臧文斌,尹庆双.医疗保障水平的福利效果［J］.经济研究,2015,50(8):130－145.

［25］锁利铭,冷雪忠,韩国元.公共医疗卫生服务的跨域可及性网络:关联结构与影响因素——以哈长城市群为例［J］.城市发展研究,2022,29(10):31－39.

［26］张晓杰,王桂新.基本公共服务供给的有限性与有效性研究［J］.上海行政学院学报,2014,15(1):96－103.

［27］曾庆捷.“治理”概念的兴起及其在中国公共管理中的应用［J］.复旦学报(社会科学版),2017,59(3):164－171.

［28］RHODES R. The new governance［J］. Political Studies, 1996, 44(4): 652－676.

［29］陈晓春,李富强,陈垚彤.多元主体协同视角下药品智慧监管的演化博弈研究［J］.中国软科学,2023(7):168－177,214.

［30］ANSELL C, GASH A. Collaborative governance in theory and practice［J］. Journal of Public Administration Research and Theory, 2007, 18(4):543－571.

[31] 马雪松. 结构、资源、主体：基本公共服务协同治理[J]. 中国行政管理，2016(7)：52 - 56.

[32] 何雪松，覃可可. 城乡社会学视野下的县域社会治理现代化[J]. 社会科学辑刊，2021,(4)：73 - 79.

[33] 张亮，邢怡青，马希望. 基层医疗卫生体系现代化的理论逻辑、历史演进与未来进路[J]. 社会科学研究，2023,(4)：111 - 121.

[34] 郁建兴，陈韶晖. 县域医共体改革如何提升突发公共卫生事件应对能力——基于浙江省的实证研究[J]. 治理研究，2023,39(3)：13 - 28,158.

[35] 王俊，王雪瑶. 中国整合型医疗卫生服务体系研究：政策演变与理论机制[J]. 公共管理学报，2021,18(3)：152 - 167,176.

[36] 詹姆斯 N 罗西瑙. 没有政府的治理［M］. 南昌：江西人民出版社，2001.

[37] COMMISSION ON GLOBAL GOVERNANCE. Our global neighborhood：the report of the commission on global governance［M］. Nework：Oxford University press，1995：23.

[38] JAMES B，WILLIAM R. Deliberative democracy and beyond：liberals，critics，contestations［J］. Journal of Politics，2004,66(1)：317 - 318.

[39] 于东山. 跨界公共物品供给碎片化与协同治理系统[J]. 系统科学学报，2021(3)：78 - 83.

[40] 杨丹. 基于 SFIC 模型的基层社会风险协同治理路径选择——以 L 市村（居）民议事会公开评议信访事项为例［J］. 湖湘论坛. 2022,35(2)：107 - 118.

[41] CHRIS A，ALISON G. Collaborative governance in theory and practice［J］. Journal of Public Administration Research and Theory. 2008，18（4）：543 - 571.

［42］李雪,熊季霞,王兆娟.医共体协同治理的生成路径与实现策略[J].卫生经济研究,2022,39(12):4－7.

［43］戴悦,郑振佺,林燕羡,等.基于协同治理的县域医疗卫生服务体系整合模式研究——以福建省建阳"三体一盟"为例[J].中国医院管理,2019,39(8):8－10.

［44］高玉娇.基于协同治理理论的医共体内双向转诊的实证研究——以 S 市某医共体为例[D].南京:南京医科大学,2020.

［45］崔洪瑞,谭清立,韦亭因,等.医共体医疗资源配置政策文本量化分析与建议[J].广东药科大学学报,2022,38(5):103－109.

［46］王云中.论马克思资源配置理论的依据、内容和特点[J].经济评论,2004(1):31－38.

［47］段瑞莹.医共体背景下公立医院资源配置优化研究[D].哈尔滨:哈尔滨师范大学,2019.

［48］黄怡,何丹.医共体模式下主要利益相关者参与医疗资源共享的利益损益分析[J].中文信息,2022,(7):34－38.

［49］段琛,蔡林.基于多目标规划的医疗服务优化研究[J].管理现代化,2019,39(4):91－93.

［50］樊荣.基于成本－效益原则的医院间医疗设备共享模式探讨[J].中国卫生经济,2018,37(9):79－80.

［51］李娜,杜建,唐小利,等.我国医疗卫生人才供需平衡策略研究[J].中国工程科学,2019,21(2):89－92.

［52］周驰,谈芳,杜莹莹,等.供需平衡视角下的浙江省医共体基层医疗服务成效分析[J].中华医院管理杂志,2020,36(7):534－538.

［53］王增文,刘庆,胡国恒.政府医疗投入与居民医疗负担 ——基于"补供方"

与"补需方"的路径分析[J].财经研究,2022,48(2):123－137.

［54］LUO Y. Contract, cooperation, and performance in international joint ventures ［J］. Strategic Management Journal, 2002, 23 (10): 903－919.

［55］LUSCH R F, BROWN J R. Interde pendency, contracting, and relational behavior in marketing channels ［J］. Journal of Marketing, 1996, 60(4): 19－38.

［56］尹贻林,王连.合同柔性与项目管理绩效改善实证研究:信任的影响[J].管理评论,2015,27(9):151－162.

［57］WILLIAMSON. E. The theory of the firm as governance structure: from choice to contract ［J］. Journal Economic Perspectives, 2002, 16 (3): 171－195.

［58］余军华.从行政契约角度谈医疗保险社会治理问题——以定点医药机构协议管理为例[J].中国医疗保险,2018,(8):10－14.

［59］魏妍炘,王振宇.浙江省紧密型医共体托管合作的效果分析和思考——基于不完全契约理论[J].卫生经济研究,2020,37(9):16－19.

［60］翟绍果.联动规则:契约治理[J].中国医疗保险,2018,(11):62.

［61］李乐乐."健康中国"战略下我国医疗服务综合治理研究[J].汕头大学学报(人文社会科学版),2018,34(3):67－71,95－96.

［62］郭洪福.建强紧密型县域医共体让百姓共享优质医疗[J].人口与健康,2024,(10):76－77.

［63］郭克强,李宇阳,郁希阳,等.政策工具视角下我国省级健康产业政策文本量化分析[J].卫生软科学,2020,34(11):34－38.

［64］陈玉香,蒋鹏,刘顺,等.医务人员参与医共体工作及对医共体效果评价的调查[J].卫生经济研究,2022,39(7):10－14.

［65］贾艳婷,方鹏骞.医疗联合体建设的综合目标及指标体系构建研究［J］.中华医院管理杂志,2017,33(12):885-888.

［66］姚芳,向国春,夏怡,等.某省医共体建设改革效果评价研究［J］.卫生经济研究,2021,38(3):24-28.

［67］王昊晟,李恒,李国红.现代医院医疗质量综合评价理论及指标构建研究［J］.中国医院管理,2019,39(6):38-40.

［68］管文博,黄葭燕,梁笛.基于患者满意度的紧密型县域医疗共同体建设评价:以广西为例［J］.中国卫生资源,2023,26(1):71-75.

［69］陈玉香,蒋鹏,刘顺,等.医务人员参与医共体工作及对医共体效果评价的调查［J］.卫生经济研究,2022,39(7):10-14.

［70］姚芳.医共体治理结构与绩效关系研究［D］.广州:南方医科大学,2021.

［71］梁园园.城市医共体综合评价指标体系研究［D］.合肥:安徽医科大学,2021.

［72］李忠萍,王建军.分级诊疗体系下的转诊决策与政府协调机制研究［J］.系统工程理论与实践,2020,40(11):2897-2909.

［73］郝艳,王立峰,李永宁.医共体建设面临的困境与对策研究［J］.医院管理论坛,2023,40(1):16-18.

［74］张茂发.县域医共体的现状及思考［J］.中国卫生产业,2016,13(15):37-39.

［75］河北省卫生健康委员会.人才引领积极推进基层医疗卫生服务体系建设［J］.中国卫生人才,2024,(3):24-26.

［76］王俊,王雪瑶.中国整合型医疗卫生服务体系研究:政策演变与理论机制［J］.公共管理学报,2021,18(3):152-167,176.

［77］MANYAZEWAL T. Using the World Health Organization health system building blocks through survey of healthcare professionals to determine the performance of public healthcare facilities[J]. Arch Public Health,2017,75:50.

[78] 范生根,魏来,余昌胤,等.不同合作关系下县域医共体整合能力与稳定性差异研究[J].卫生经济研究,2020,37(4):25－29.

[79] 何水红,汪卓赟,张凤侠,等.分级诊疗背景下紧密型城市医共体建设的实践探索[J].现代医院管理,2023,21(1):25－28.

[80] 肖灵辉,骆俊.深化紧密型县域医共体建设现状及策略建议[J].中国农村卫生,2024,16(10):10－12,17.

[81] 梁金刚,杨慧.国际经验视角下我国城市分级诊疗体系成效研究[J].行政管理改革,2022(9):88－95.

[82] 李雪,熊季霞,王兆娟.医共体协同治理的生成路径与实现策略[J].卫生经济研究,2022,39(12):4－7.

[83] 申红娟,崔兆涵,史二敏,等.紧密型医共体推动县域医疗卫生高质量发展案例研究[J].中国医院管理,2022,42(5):16－20.

[84] 钱毅.基于群众获得感的基层卫生服务体系优化探讨[J].江苏卫生事业管理,2021,32(12):1664－1667.

[85] 杜羽茜,宋宝香,沈艳,等.基于共生理论的国家医共体绩效考核指标分析及优化[J].中国医院管理,2022,42(2):44－46.

[86] 纪凯,桑凌志,颜羽赫,等.共生理论视域下安徽省紧密型城市医共体建设路径分析[J].中国医院,2022,26(12):12－16.

[87] 黄燕芬,张志开,杨宜勇.新中国70年的民生发展研究[J].中国人口科学,2019,(6):15－31,126.

[88] 万建武.重温毛泽东关于卫生防疫的重要论述[EB/OL].(2020－03－16)[2023－06－01] http://www.qstheory.cn/dukan/qs/2020－03/16/c_

1125710876. htm.

[89] 张自宽. 亲历农村卫生六十年[M]. 北京:中国协和医科大学出版社,2011.

[90] 蔡天新. 新中国成立以来我国农村合作医疗制度的发展历程[J]. 党的文献,2009,(3):20 – 26.

[91] 陈楚珍. 巩固发展农村合作医疗 保障人民群众身体健康[J]. 中国农村卫生事业管理,2001,(11):17 – 20.

[92] 费太安. 健康中国百年求索——党领导下的我国医疗卫生事业发展历程及经验[J]. 管理世界,2021,37(11):26 – 40,3.

[93] 章滨云,虞国良,郝超,等. 我国农村三级医疗预防保健网的历史沿革和存在问题[J]. 中国卫生资源,2000,(6):260 – 264.

[94] 张永岳,陈承明. 论城乡一体化的理论与实践——兼论中国特色城乡一体化的联动机制[J]. 毛泽东邓小平理论研究, 2011(3): 16 – 20.

[95] 缪宝迎,王振环. 单纯风险型合作医疗不宜提倡[J]. 中国初级卫生保健,1991,(9):9 – 10.

[96] 周巍,尚樱之. 病有所医、病无所恐:我国农村合作医疗制度发展历程、运行逻辑与未来进路[J]. 甘肃行政学院学报,2024,(1):28 – 38,125.

[97] 朱珠,夏迎秋. 新农合,中国实现全民医保制度的基石——江苏农村合作医疗 60 年回顾与展望[J]. 中国农村卫生事业管理,2021,41(8):534 – 538.

[98] 丁辉侠,张绍飞. 从分割到融合:建国以来我国城乡基本医疗保险制度的变迁过程[J]. 中国卫生政策研究,2020,13(4):1 – 9.

[99] 刘保中,邱晔. 新中国成立 70 年我国城乡结构的历史演变与现实挑战[J]. 长白学刊,2019(5):39 – 47.

［100］谢莉琴,秦盼盼,高星,等.中国城乡居民基本医疗保险制度发展历程、挑战与应对策略［J］.中国公共卫生,2020,36(12):1673－1676.

［101］国家卫生和计划生育委员会.2013 年中国卫生与计划生育统计年鉴［M］.北京:中国协和医科大学出版社,2013.

［102］张亮,邢怡青,马希望.基层医疗卫生体系现代化的理论逻辑、历史演进与未来进路［J］.社会科学研究,2023,(4):111－121.

［103］王立剑,代秀亮.新中国 70 年中国农村社会保障制度的演进逻辑与未来展望［J］.农业经济问题,2020,(2):65－76.

［104］白玫.抓住新矛盾,着力解决发展不平衡不充分难题——"十九大"报告学习体会之新矛盾篇［J］.价格理论与实践,2017(11):11－14.

［105］封进,吕思诺,王贞.医疗资源共享与患者就医选择——对我国医疗联合体建设的政策评估［J］.管理世界,2022,38(10):144－158,173.

［106］申少铁.持续推进县域医共体建设［EB/OL］.(2022－12－19)［2023－06－02］http://opinion.people.com.cn/n1/2022/1219/c1003－32589253.html.

［107］熊建.强基层,给全民健康更有力支撑［EB/OL］.(2022－11－15)［2023－07－01］http://gs.people.com.cn/GB/n2/2022/1115/c183356－40195002.html.

［108］石任昊.中国卫生治理现代化的发展历程与推进路径［J］.学习与探索,2024,(5):132－141.

［109］陈兴怡,翟绍果.中国共产党百年卫生健康治理的历史变迁、政策逻辑与路径方向［J］.西北大学学报(哲学社会科学版),2021,51(4):86－94.

［110］刘宸,周向红.互联网医疗信息溢出与中国居民就诊选择——基于 CHNS 混合截面数据的实证研究［J］.公共管理学报,2017,14(4):78－90,156－157.

[111] 于明哲,黄乃静,梁坤华.互联网保险发展对农村居民健康的影响研究——来自中国家庭追踪调查的微观证据[J].中国软科学,2022,(7):140-150.

[112] 孙树学,蒋晓庆,李维昊,等.松散型医联体赋能基层医疗服务体系——组织竞合、政策激励与动态能力提升[J].公共管理学报,2021,18(3):139-151,175.

[113] 钱超尘,温长路.皇甫谧研究集成[M].北京:中医古籍出版社,2011.

[114] 田炳坤.皇甫谧[M].北京:中国中医药出版社,2017.

[115] 黄宗勖.晋代针灸学家皇甫谧及其著作[J].福建中医药,1981(2):56-57.

[116] 魏来.连续-碎片-整合我国农村三级医疗卫生网络服务提供模式的历史演变及启示[J].中国卫生政策研究,2014,(12),24-30.

[117] Wan T T H, Lin Y J, Ma A. Integration mechanisms and hospital efficiency in integrated health care delivery systems[J]. Journal of Medical Systems, 2002, 26(2):127-143.

[118] 杨丹.基于SFIC模型的基层社会风险协同治理路径选择——以L市村(居)民议事会公开评议信访事项为例[J].湖湘论坛,2022,35(2):107-118.

[119] GASH A. Collaborative governance in theory and practice[J]. Journal of Public Administration Research and Theory,2008,18(4):543-571.

[120] MURDOCK B, CAROL W, KEN S. Stakeholder participation in voluntary environmental agreements: analysis of 10 project XL case studies[J]. Science, Technology & Human Values,2005, 30:223-250.

［121］ RYAN, C. Leadership in collaborative policy-making: an analysis of agency roles in regulatory negotiations［J］. Policy Sciences,2001. 34: 221 –245.

［122］ CLAUDE R. Multi-level collaborative governance: the case of the canadian heart health initiative ［J］. Canadian Political Assosiation, 2009, 81: 257 –289.

［123］ RRIDIYAH S, PAWRTHA D. Collaborative governance in community – based environmental saniation programs in banyumas ［J］. International Conference on Local Government, 2012,3:153 –195.

［124］ 朱静敏,段晖. 县域医共体何以实现卫生绩效？——政策企业家、再组织化联盟与激励兼容［J］. 公共管理学报,2021, 18（3）：125 – 138, 174 –175.

［125］ DONABEDIAN A. Evaluating the quality of medical care ［J］. Milbank Quanterly,2005,83（4）: 691 –729.

［126］陈柯羽,韩优莉,王亚东,等. 我国分级诊疗理论架构、实现路径及评价体系［J］. 中国公共卫生,2019,35（4）:497 –503.

［127］王超. 我国分级诊疗体系建设效果评价［D］.武汉:华中科技大学,2021.

［128］ CAMPBELL S M, ROLAND M O, BUETOW S A. Defining quality of care ［J］. Social Science & Medicine,2000,51（11）: 1611 –1625.

［129］ SIRKIN J, ROBINSON A, SPARKS A, et al. Community-based models to improve service access: rethinking behavioral health crisis response pathways ［J］. Health Services Research, 2020, 55（1）:102 –102.

［130］ PETERS D H,GARG A, BLOOM G, et al. Poverty and access to health care in developing countries ［J］. Annals of the New York Academy of Sciences, 2008, 1136 （1）: 161 –171.

［131］PARASURAMAN A, ZEITHAML V A, BERRY L L. A conceptual model of service quality and its implications for future research［J］. Journal of marketing, 1985, 49(4): 41 – 50.

［132］PARASURAMAN A, ZEITHAML V A, BERRY L L. SERVQUAL: a multiple – item scale for measuring consumer perceptions of service quality［J］. Journal of Retailing, 1988, 64(1): 12 – 40.

［133］马亚, 唐其江, 申俊龙. 基于 SERVQUAL – IPA 模型的医院质量文化建设策略研究［J］. 中国医院, 2022, 26(8): 35 – 37.

［134］冯祥, 宋统球, 华召来, 等. 基于 SERVQUAL 量表对上消化道癌筛查患者的服务质量评估［J］. 中华肿瘤防治杂志, 2022, 29(14): 1039 – 1045.

［135］龚超, 刘春雨, 薄云鹊, 等. 基于 SERVQUAL 模型的我国家庭医生签约服务质量评价体系研究［J］. 中国公共卫生管理, 2022, 38(2): 174 – 177, 182.

［136］陈晨, 冯金星, 张晓霞, 等. 基于 SERVQUAL 模型的胸痛中心胸痛急救护理质量评价体系的构建［J］. 护理研究, 2022, 36(10): 1717 – 1723.

［137］姚辰欢, 周典, 王怡凡, 等. 基于 SERVQUAL-ROST 模型的后疫情时代互联网医院发展问题及对策研究［J］. 中国医院管理, 2022, 42(2): 31 – 34.

［138］BAKER A. Crossing the quality chasm: a new health system for the 21st century［J］. BMJ, 2001, 323: 1192.

［139］XU D, HU M, HE W, et al. Assessing the quality of primary healthcare in seven Chinese provinces with unannounced standardized patients: protocol of a cross-sectional survey［J］. BMJ Open, 2019, 9: 78 – 86.

［140］STELFOX H T, STRAUS S E. Measuring quality of care: considering conceptual app roaches to quality indicator development and evaluation［J］.

Journal of Clinical E Pidemiology, 2013, 66(12):1328 − 1337.

[141] 匡海波,陈树文.基于熵权 TOPSIS 的港口综合竞争力评价模型研究与实证[J].科学学与科学技术管理,2007(10):157 − 162.

[142] 陈文凯.运用 TOPSIS 和秩和比法测定馆藏核心期刊的探讨[J].情报杂志,2005(3):91 − 93.

[143] 石欣怡,吴限,彭明瑶,等.紧密型医共体整合健康管理服务能力综合评价指标体系构建研究[J].中国卫生政策研究,2023,16(11):53 − 59.

[144] 陈世香,周维.公共文化服务项目制何以取得预期成效?——基于扎根理论和定性比较分析的研究[J].行政论坛,2023,30(2):67 − 77.

[145] 潘旭明,潘虹宇,周思琦.亲密关系陷阱:"情感诱惑"行为的质性研究[J].青年研究,2020,434(5):48 − 60,95.

[146] 王磊,黄严.让分级诊疗运转起来:一个平衡激励分析框架——基于 A、B 两地医改实践的考察[J].经济社会体制比较,2021,215(3):69 − 79.

[147] 杨善林,丁帅,顾东晓,等.医联网:新时代医疗健康模式变革与创新发展[J].管理科学学报,2021,24(10):1 − 11.

[148] 王思齐,陆秦妍,徐馨香,等.在线医患交互对慢性病患者依从性影响研究:基于患者特征与满意度视角[J].信息资源管理学报,2022,12(6):70 − 83.

[149] 李盛竹,赵志营.中国社会公共资源的网络化城乡共享水平测度研究[J].调研世界,2020,(6):32 − 37.

[150] 王鹏,丁艺,魏必.整体政府视角下的政务信息资源共享影响因素——基于结构方程的实证研究[J].电子政务,2019,(9):96 − 105.

[151] 高鹏,范君晖.协同视域下医共体的生成逻辑与路径优化研究[J].卫生经济研究,2018(9):18 − 20.

［152］李良成,陈欣,郑石明.科技人才与科技创新协同度测度模型及应用［J］.
科技进步与对策,2019,36（10）:130－137.

［153］刘冠宇,李潇,任思姚,等.吉林省基层医疗机构人力资源现状及影响因
素分析［J］.中国卫生经济,2019,38(6):49－53.

［154］刘晓玉,邓群钊.协调医联体内不同等级医院间的双向转诊策略［J］.工
业工程与管理,2016,21(4):137－146.

［155］雷光和,陈小嫦,董加伟,等.双向转诊利益相关者利益诉求实现方式的
实证研究［J］.西安电子科技大学学报(社会科学版),2016,26（1）:
1－12.

［156］林陶玉,唐昌敏.区域医共体背景下医养结合服务评价指标体系构建
［J］.医学与社会,2022,35(11):38－43,49.

［157］梁土坤.大城镇家庭医生政策可及性及其市民化效应研究——基于2018
年广州、太原、重庆流动人口监测数据的实证分析［J］.兰州学刊,2022,
（12）:52－67.

［158］许兴龙,周绿林,何媛媛.社会资本与老年人基本公共卫生服务主动利
用——基于家庭医生签约视角［J］.人口与发展,2022,28（1）:30－39.

［159］ROSENBLOOM D H. Reflections on "public administrative theory and the
separation of powers"［J］. The American Review of Public Administration,
2013,43(4): 381－396.

［160］FLYNN J. From new public management to public value: Paradigmatic
change and managerial implications［J］. Australian journal of public admin-
istration, 2007, 66(3): 353－366.

［161］BINGHAM L B, O'LEARY R. Federalist No. 51: is the past relevant to to-
day's collaborative public management?［J］. Public Administration Re-

view, 2011, 71: 78 – 82.

[162] SABATIER P A. An advocacy coalition framework of policy change and the role of policy-oriented learning therein[J]. Policy Sciences, 1988, 21(2 – 3): 129 – 168.

[163] KOEBELE E A. Integrating collaborative governance theory with the Advocacy Coalition Framework [J]. Journal of Public Policy, 2019, 39 (1): 35 – 64.

[164] FISCHER M. Coalition structures and policy change in a consensus democracy[J]. Policy Studies Journal, 2014, 42(3): 344 – 366.

[165] EMERSON K, NABATCHI T, BALOGH S. An integrative framework for collaborative governance[J]. Journal of public administration research and theory, 2012, 22(1): 1 – 29.

[166] JENKINS S H, SILVA C L, GUPTA K, et al. Belief system continuity and change in policy advocacy coalitions: using cultural theory to specify belief systems, coalitions, and sources of change [J]. Policy Studies Journal, 2014, 42(4): 484 – 508.

[167] NEWMAN J, BARNES M, SULLIVAN H, et al. Public participation and collaborative governance[J]. Journal of Social Policy, 2004, 33(2): 203 – 223.

[168] LINKOV I, TRUM P B D, ANKLAM E, et al. Comparative, collaborative, and integrative risk governance for emerging technologies[J]. Environment Systems and Decisions, 2018, 38: 170 – 176.

[169] ZHANG N, ZHANG X X, LEI M, et al. Multiagent collaborative governance for targeted poverty alleviation from the perspective of stakeholders[J]. Com-

plexity,2020,2020:1-21.

[170] 岳鹄,朱怀念.协同创新背景下珠三角科技资源共享策略的博弈分析[J].科技管理研究,2015,35(4):54-58.

[171] 熊回香,汪玲,汪琦遇.基于关联数据的电子病历资源共享研究[J].情报科学,2022,40(10):12-19,2.

[172] XIA H, XIONG G, WENG J. Influential factors of knowledge sharing of multinational E - Health service based on 24HrKF[J]. Journal of Global Information Management (JGIM), 2020, 28(4): 52-73.

[173] 王熹徽,朱磊.基于委托代理理论的医疗资源共享激励机制研究[J].华南理工大学学报(社会科学版),2022,24(5):102-113.

[174] 王超,王培刚.统一大市场背景下区域医疗资源共享路径探析[J].中国卫生政策研究,2022,15(8):1-6.

[175] CHEN B. Assessing interorganizational networks for public service delivery: a process - perceived effectiveness framework[J]. Public Performance & Management Review, 2008, 31(3): 348-363.

[176] 陈杰,刘佐菁,苏榕.粤港澳大湾区人才协同发展机制研究——基于粤港澳人才合作示范区的经验推广[J].科技管理研究,2019,39(4):114-120.

[177] 郭书剑.大学高层次人才流动对其学术表现的影响研究[J].现代大学教育,2022,38(5):83-90.

[178] 周仲高,游霭琼,徐渊.粤港澳大湾区人才协同发展的理论构建与推进策略[J].广东社会科学,2019,(6):91-101.

[179] 方鹏骞.多措并举破解基层医疗卫生人才短缺之困[J].人民论坛,2020(29):79-81.

[180] 胡瑶琳,余东雷,王健."健康中国"背景下的健康医疗大数据发展[J].社会科学家,2022(3):79-87.

[181] 林建鹏,吕汶鑫,祝子翀等.基于居民感知视角的双向转诊制度实施中的下转状况分析[J].医学与社会,2023,36(4):1-7.

[182] 华迎迎,高丽娜.基于前景理论的患者双向转诊决策行为分析[J].医学与社会,2022,35(10):52-56.

[183] 吴光芸,刘潞.某县域医务人员双向转诊意愿影响因素研究[J].中国医院,2021,25(6):47-49.

[184] RIVERS A S, SANFORD K. Both trusting and understanding medical advice:assessing patient alliance and confusion after medical consultations[J]. patient education and counseling, 2020, 103(2):376-384.

[185] SANFORD K, RIVERS A S, BRAUN T L, et al. Medical consultation experience questionnaire:assessing perceived alliance and experienced confusion during medical consultations[J]. Psychological Assessment, 2018, 30(11):1499.

[186] LI N, ZHANG R, XING Y. A novel multi-attribute group decision-making method and its application in solving the downward referral problem in the hierarchical medical treatment system in China[J]. Ieee Access, 2019, 7:185205-185227.

[187] 柳馨,付晓彤,彭宗超.家庭医生服务政策的执行变迁及优化路径——基于"模糊-冲突"的理论视角[J].江淮论坛,2022,(6):123-127.

[188] 李乐乐,李怡璇,陈湘好,等.社区家庭医生签约对老年人医疗服务利用影响的实证研究[J].社会保障研究,2022,(2):45-58.

[189] 蒋祥,王芳,田淼淼,等.县域医共体背景下安徽省定远县医生签约进展

分析[J].中国卫生政策研究,2019,12(4):50-55.

[190] 李力,郑英.总额预付制下县域医共体激励约束机制分析:个人利益与集体利益的冲突[J].公共管理与政策评论,2023,12(1):140-155.

[191] 杨壬飞,仝允桓.技术评价偏差及其控制研究[J].科学学研究,2005(6):806-810.

[192] 赵晶,迟旭,孙泽君."协调统一"还是"各自为政":政策协同对企业自主创新的影响[J].中国工业经济,2022(8):175-192.

[193] 王春城.乡村婚俗改革合力的形成:政府干预边界与政策工具协同——基于一个全国婚俗改革实验区的案例研究[J].学术交流,2022(11):139-150,192.

[194] 马文雯,李超凡,刘聪慧,等.我国医防协同政策文本量化分析——基于政策工具、协同层次和协同机制的三维框架[J].中国卫生政策研究,2022,15(7):24-29.

[195] 李臻林,郭蕊.基于标准化病人法探究互联网诊疗服务质量对患者持续使用意愿的影响:以线上精神卫生服务为例[J].中国卫生政策研究,2023,16(6):79-86.

[196] 张泽洪,熊晶晶,张驰.互联网诊疗的感知风险与基于技术融合的防控——基于"打防并举"到"管理服务"变迁历程的研究[J].公共管理学报,2022,19(4):79-89,170.

[197] 王立泽,欧阳涛,范照青,等.新型冠状病毒肺炎疫情下肿瘤专科医院临床科室互联网医疗系统的应用[J].中国医院管理,2020,40(11):76-79.

[198] TODEVA E, KNOKE D. Strategic alliances and models of collaboration[J].

Management decision, 2005, 43(1): 123 – 148.

[199] HEATH M, APPAN R, GUDIGANTALA N. Exploring health information exchange (HIE) through collaboration framework: normative guidelines for it's leadership of healthcare organizations[J]. Information Systems Management, 2017, 34(2): 137 – 156.

[200] 黄栋. 国家治理现代化中的政策协同创新[J]. 求索, 2021(5):160 – 169.

[201] 杜海娇, 邓群钊. 河长制治理: 政策工具、水利工程与系统治理效果[J]. 中国人口·资源与环境, 2024, 34(2):201 – 212.

[202] 陈振明. 政府工具导论[M]. 北京:北京大学出版社, 2009.

[203] 顾建光, 吴明华. 公共政策工具论视角述论[J]. 科学学研究, 2007(1): 47 – 51.

[204] GRANT W. policy instruments in the common agricultural policy[J]. West European politics, 2010, 33(1): 22 – 38.

[205] BORRAS S, EDQUIST C. The choice of innovation policy instruments[J]. Technological forecasting and social change, 2013, 80(8): 1513 – 1522.

[206] CHENG H, ZHANG Z, LIAO Z, et al. Different policy instruments and the threshold effects on collaboration efficiency in China[J]. Science and public policy, 2020, 47(3): 348 – 359.

[207] 胡建平. 新时代区域全民健康信息化建设路径思考[J]. 中国卫生信息管理杂志, 2020, 17(5):553 – 558, 564.

[208] PERRI. Joined-up government in the Western World in comparative perspective: a preliminary literature review and exploration[J]. Journal of public Administration Research and Theory: J – P ART, 2004: 103 – 138.

［209］SENNYONJO A，CRIEL B，VAN BELLE S，et al. What are the tools available for the job? Coordination instruments at Uganda's national government level and their implications for multisectoral action for health［J］. Health policy and planning，2022，37(8)：1025 – 1041.

［210］柴煊,洪伟丽,王海燕,等. 北京市某三甲医院互联网诊疗开展情况分析［J/OL］.解放军医学院学报,1 – 5［2023 – 12 – 27］.

［211］张川,贾小溪,李卫红,等. 智慧门诊诊疗服务模式构建与应用研究［J］. 中国医院,2022,26（7）：88 – 90.

附录一　调查问卷

彭阳县医共体建设及医疗服务效果调查问卷

尊敬的先生/女士：

　　您好，近年来彭阳县大力推进县域医共体建设，提升医疗服务能力和效果。为了进一步提升医共体建设水平，我们在全县范围内开展问卷调查，以了解医共体建设情况及医疗服务效果现状。问卷匿名填写，我们将严格保密，并承诺只在研究范围内做统计和分析使用。

　　请如实作答，感谢您的积极参与和支持！

彭阳县医共体研究课题组

2023 年 10 月

第一部分　个人基本信息

编号	题项	选项
101	您的性别是？	①男；②女
102	您的居住地在？	①城镇；②乡村
103	您的出生年份是	＿＿＿＿年
104	您的文化程度是？	①初中及以下；②高中；③大学；④研究生
105	您的民族是？	①汉族；②少数民族
106	您当前的婚姻状况是？	①未婚；②已婚（一婚）；③离异；④再婚；⑤其他
108	您的家庭人口数为	＿＿＿＿人
109	过去一年,您的家庭月平均收入大概是	＿＿＿＿元
110	您的健康状况是	①非常不健康；②不健康；③一般；④健康；⑤非常健康
111	近一年,您和您的家庭成员是否患有以下疾病(可多选)	①没有；②普通急性病或慢性病；③重大疾病或伤残
112	今年,您参加医疗保险了吗？	①参加了；②没有参加
113	近一年内您的家庭医疗总支出为	①1000 元及以下；②1000～2999 元；③3000～4999 元；④5000～6999 元；⑤7000 元及以上
114	近一年内您的家庭成员门诊就医的次数	①0 次；②1～3 次；③4 次及以上
115	近一年内您的家庭成员住院的次数	①0 次；②1～3 次；③4 次及以上

第二部分 医疗服务效果评价

请您根据自身情况,表达您对以下观点的看法。

编号	题项	(1)非常不同意	(2)不同意	(3)一般	(4)同意	(5)非常同意
201	近几年彭阳县医生的能力逐渐提高					
202	彭阳县的医疗技术水平比较好					
203	全民健康信息化平台对提升大家的健康有一定作用					
204	彭阳县的医疗健康服务政策比较好					
205	当地的医生技术水平比较好					
206	我身边的医疗机构近几年没有发生医疗事故					
207	医疗机构能够保护我的个人信息安全					
208	我认为当地医生的医疗过程比较规范					
209	我对当地的医疗机构和医生比较信任					
210	现在就医比以前更节约时间了					

续表

编号	题项	(1)非常 不同意	(2)不 同意	(3) 一般	(4) 同意	(5)非常 同意
211	一般小问题,我愿意先去村(社区)卫生室就诊					
212	我认为现在就医更方便了					
213	遇到突发情况可以及时联系到医疗机构,并且得到及时救治					
214	签约家庭医生使我更方便地享受医疗健康服务					
215	相比以前,医疗报销比例提高了					
216	近几年,家庭医疗负担(药品、医疗住院费用)明显减轻					

第三部分　医共体协同治理情况

请您根据自身情况,表达您对以下观点的看法。

编号	题项	(1)非常 不同意	(2)不 同意	(3) 一般	(4) 同意	(5)非常 同意
301	县医院目前对全县医疗卫生机构进行统一管理					
302	乡镇卫生院能够得到县医院的技术指导					
303	检查结果在乡镇卫生院和县医院之间互认					

续表

编号	题项	(1)非常不同意	(2)不同意	(3)一般	(4)同意	(5)非常同意
304	县医院的医生会到基层来坐诊					
305	医院之间会定期交流学习					
306	县级医疗机构的医生会来乡镇卫生院开展健康教育讲座					
307	基层医院遇到难以解决的问题时会立即联系上一级医疗机构					
308	在不同层级医院之间转诊方便、快捷					
309	基层医疗卫生机构会积极宣传和落实双向转诊政策					
310	我参加了家庭医生签约服务					
311	家庭医生对提升我的健康水平有帮助					
312	健康信息化平台上能查询到我需要的信息					
313	群众在信息平台上反映的问题能够得到及时解决					
314	患者的健康信息能够在不同医院之间使用					
315	我认为全民健康信息化平台使用比较方便					

续表

编号	题项	(1)非常 不同意	(2)不 同意	(3) 一般	(4) 同意	(5)非常 同意
316	我会使用在线预约挂号					
317	我会在线就诊					
318	我会在网上查找健康知识					
319	在乡镇卫生院就诊时,县医院的医生会参与远程会诊					

感谢您的参与,祝您和家人身体健康!

附录二 访谈提纲

彭阳县医共体建设情况城乡居民访谈提纲

一、访谈对象基本信息

性别、年龄、教育程度、职业、健康状况、户籍。

二、访谈提纲

1. 您是否了解彭阳县医共体建设的一些情况?

2. 您觉得近年来彭阳县医疗服务方面取得了哪些成就,还存在什么问题?

3. 据您了解,村(社区)卫生室、乡镇卫生院和县医院之间有哪些合作,效果如何?

4. 您和家人平时有一些小问题习惯去哪里就诊?

5. 您认为医疗保险的效果怎么样,医疗保险报销方便吗?

6. 您觉得当前彭阳县的医疗水平和效果怎么样?

7. 您对彭阳县提升医疗服务效果有哪些建议?

三、访谈资料信息

访谈对象编号:

访谈人:

记录人:

访谈时间:

彭阳县医共体建设情况政府工作人员访谈提纲

一、访谈对象基本情况

性别、年龄、教育程度、健康状况、户籍;工作单位、职务、负责的具体业务。

二、访谈提纲

1.您是否了解彭阳县医共体建设的一些情况?

2.您认为医共体建设的核心目标和任务是什么?

3.您觉得政府在医共体建设中承担哪些责任?

4.结合您的工作,您认为近年来彭阳县医疗服务方面取得了哪些成就,还存在哪些不足?

5.从个人角度来看,您觉得近年来医疗服务质量是否有提升,群众看病费用是否下降?

6.您个人对县域医疗服务的发展还有哪些意见和建议?

三、访谈资料信息

访谈对象编号:

访谈人:

记录人:

访谈时间:

彭阳县医共体建设情况医务工作人员访谈提纲

一、访谈对象基本情况

性别、年龄、教育程度、健康状况、户籍工作单位、职务、负责的具体业务。

二、访谈提纲

1. 您是否了解彭阳县医共体建设的一些情况？

2. 您认为医共体建设的核心目标和任务是什么？

3. 您所在机构在医共体建设中发挥什么样的作用？

4. 结合您的工作，您认为近年来彭阳县医疗服务方面取得了哪些成就，还存在哪些不足？

5. 从个人角度来看，您觉得近年来医疗服务质量是否有提升，群众看病费用是否下降？

6. 您个人对县域医疗服务的发展还有哪些意见和建议？

三、访谈资料信息

访谈对象编号：

访谈人：

记录人：

访谈时间：

附录三　彭阳县县域医改公开报道

宁夏彭阳:一揽子设计推进县域医改[①]

宁夏回族自治区彭阳县委常委、副县长,中国宋庆龄基金会挂职彭阳县干部

史金龙

彭阳县地处宁夏东南部边缘,六盘山东麓,是国家重点扶贫县。彭阳县日前全面启动新一轮综合医改,此前先后去福建三明、江苏启东、陕西子长等地调研取经,结合彭阳县实际,制定出台综合医改方案,主要围绕建设紧密型县域医疗服务共同体、推进卫生信息化建设(打造县、乡、村一体化的智慧医疗共享云平台)、做实家庭医生签约服务三个方面推进医改工作。

在医共体建设方面,彭阳县按照"集中组建,分步推进"的原则,先由县人民医院和古城镇卫生院、县中医院与王洼镇中心卫生院各组建一个医疗服务共同体进行试点,条件成熟时,再将3所卫生院纳入医共体管理,力争至2017年底,基层医疗卫生机构全部实现医共体管理。在县域医共体内,由牵头单位实行人、财、物的统一管理,成员单位原有的机构设置、功能定位、财政补偿政策和政府投入方式不变,继续享受公益一类事业单位财政补助待遇,财政补助资金不

---

① 　原文载于《健康报》2017 年 7 月 3 日第 5 版。

纳入医共体的收入分配方案。医共体内绩效分配实行县、乡、村统一核算,允许向成员单位适当倾斜,由医共体牵头单位拟定分配方案,真正实现县、乡、村医疗卫生资源一体化建设。

医共体牵头单位要按照"走出去、请进来"的要求,加强人才培养和人才引进;按照"派下去、选上来"的原则,落实"凡晋必下、凡提必下、凡下必补"政策,安排骨干医生到成员单位进行技术指导或兼任学科带头人,开展坐诊、查房、巡诊和会诊,有计划地对成员单位医务人员安排免费进修和专业技术培训,真正为基层医疗机构培养一批能诊治常见病、多发病的医务人员,不断提升成员单位的医疗服务能力。村卫生室主要承担起基本公共卫生服务和健康管理等工作。

为实现医共体的有效运转,彭阳县成立了医疗服务共同体管理委员会,管委会主任由分管副县长担任,副主任由卫生计生、编办、人社、财政部门主要领导担任,负责医共体运行机制和现代化医院管理制度建设,指导医共体的发展规划、政府投入等事项。

县域医共体内功能的实现,离不开医疗信息化技术的使用,促使县域内各医疗机构之间、各医疗机构与公共卫生机构之间实现数据共享、资源共享。为此,彭阳县在 2017 年设定了三项需要实现的目标,即建立智慧医院、区域医疗信息化、区域健康信息化平台;完成县、乡、村三级医疗卫生机构的新系统设计和安装以及现使用系统的接口对接工作,形成横向到边、纵向到底,高效、稳定的医疗卫生计生信息专网;实现区域全员人口健康信息、基本公共卫生和基本医疗业务应用互联互通、信息共享、有效协同,实现居民医保卡"一卡通"服务。

为完成这一目标,彭阳县财政将重点支持医疗卫生信息化基础设施、基础数据资源库、区域医疗服务系统以及基本公共卫生服务信息系统建设。各医疗卫生机构每年要将业务收入的 10% 作为信息化经费列入支出预算,优化信息化建设经费的使用结构,确保硬件投入、软件开发、系统维护、人员培训费用比例均衡。

为保障家庭医生签约服务能落地,彭阳县把家庭医生签约服务纳入财政购买基本公共卫生服务项目,并推行"团队式签约"模式。服务团队人员由县级1人、乡级1人、村级1或2人组成,确保每村有1个服务团队。每个团队需邀请1名具有高级职称的临床医师作为指导专家,主要负责业务指导、培训和疑难病症患者的诊治等。

坚持政府主导　创新运行机制
推动信息势能转化为医改动能①
——彭阳县应用"互联网+"破解医改难题的探索与实践

彭阳县位于宁夏回族自治区东南部边缘,地处六盘山集中连片特殊困难地区核心区,现辖4镇8乡、156个行政村、4个居民委员会,户籍总人口25.13万人,总土地面积2533.49平方公里,是一个以农业经济为主的国家扶贫重点县。县域内有医疗卫生机构178个,其中城区有县人民医院、中医医院、妇幼保健计划生育服务中心、疾病预防控制中心、卫生监督所、2个社区卫生服务站、1家民营医院,有乡镇(中心)卫生院14个、村卫生室156个。现有职工972人(在编646人、编外326人),其中医护人员890人,正高职称11人,副高职称108人,中级及以下职称771人。

"没有全民健康,就没有全面小康"。

彭阳县自然条件落后,交通条件不便,医疗基础薄弱、资源分布不均衡,群众看病难、看病贵问题突出。"看病难"主要表现在,一是交通不便,患者出行难。彭阳县地处黄土高原偏远地区,地形复杂,虽然现在全县已基本实现村组道路户户通,但村级距离乡镇和乡镇距离县城都相对较远,县域内村到乡镇最远距离达30公里,乡镇到县城最远距离达80公里;二是医疗资源匮乏、分布不均,患者就医难。全县大部分优质医疗资源集中在县城,乡村两级医疗资源相对匮乏,部分乡镇卫生院甚至只有1或2名执业医师,基本检验和检查均无法

---

① 原文载于《宁夏改革动态》第25期,2018年9月12日。

开展,乡村两级医疗资源不能满足群众就医需求。"看病贵"主要表现在,一是医疗费用高。医疗服务能力不足,导致患者可在村一级解决的问题要到乡一级解决,在乡一级解决的问题要到县一级解决,在县级解决的问题要到市、省一级解决,患者住院层层升级,住院报销起付线逐级增加,报销比例逐级降低,导致群众自付费用不断增加;二是就医附加费用高。由于县、乡、村三级医疗机构相距较远,患者就医出行交通费用和生活成本较高。若患者在县域外就诊,交通费和生活成本等附加费用更高,加重患者就医负担。

2017年,彭阳县委、县政府积极响应"健康中国"号召,在习近平新时代中国特色社会主义思想指引下,按照区、市党委、政府的安排部署,立足县情实际,坚持政府主导,以打造"健康彭阳"为目标,紧盯解决群众"看病难、看病贵"这个核心问题,以全民健康信息化建设为引领,以县、乡、村医疗卫生资源一体化管理、家庭医生签约服务、基层医务人员能力提升"三驾马车"为驱动,推动医疗服务重心下移和诊疗资源下沉,提升基层医疗卫生服务均等化水平,趟出了一条县域综合医改的创新之路,为基层县区实施医药卫生体制改革提供了"彭阳模式"。2018年1月,彭阳县荣获全国"互联网医疗健康行业'墨提斯奖'中的'互联网+健康扶贫'实践奖";4月26日,中共中央政治局委员、国务院副总理孙春兰同志到彭阳调研指导综合医改工作,对彭阳县"互联网+医疗健康"的探索给予充分肯定。6月15日,《人民日报》以《医院建在"云端"上》为题,对彭阳县"互联网+医疗健康"的创新做法进行了报道。

"一个物体自上而下运行,可以实现势能向动能转化"。

医疗卫生信息化建设是医改"八大支柱"之一,是贫困落后地区推动医改进程、破解医改难题的有效抓手。彭阳县委、县政府认真落实改革主体责任,牢牢把握医药卫生体制改革正确方向,紧扣县域基层信息基础薄弱、信息化水平低的现状,科学规划、巧借外力,整合资源,依托互联网、大数据等信息技术手段,着力构建"1221"医疗卫生信息化管理服务体系(即搭建一个彭阳县区域健康信息平台,建设县、乡、村一体化智慧医疗、以人为本全生命周期健康管理两大业务云,建设卫生协同与卫生综合管理大两应用,开通一个"健康彭阳"服务门户),不断夯实县域医疗卫生信息化基础,提升医疗卫生信息化水平。成立彭阳县全民健康信息管理中心,县内各医疗卫生单位都配备专兼职工作人员具体负责信息化建设工作,县医疗卫生主管部门广泛动员培训、深入宣传推进信息化建设工作的重要性和必要性,让广大医务人员理解、支持并主动参与信息化建设工作,通过自上而下的强力推动,县域信息化势能逐步转化成医改发展动能。

——优质资源如何有效下沉?

彭阳县依托"互联网+",内引外联,多层次引导优质医疗资源下沉,有效推动分级诊疗。一是通过内扶乡村建立"医共体",下沉县级资源到乡级。制定了《彭阳县域医疗服务共同体试点工作实施方案》《彭阳县医共体运行管理办法(试行)》,成立了医共体管理委员会,建立了县、乡、村三级医疗机构统筹协调和分工合作机制,县、乡、村各级医疗机构通过健康云平台实现信息资源共享,形成了以县级医疗机构为龙头,乡镇卫生院为枢纽,村卫生室为基础的一体化医疗卫生服务网络。坚持"集中组建,分步推进"的原则,县人民医院和县中医院分别与全县 14 个乡镇卫生院按8:6的比例组建紧密型县域"医共体",实行人力资源、医疗业务、财务绩效、药品耗材采购统一管理,乡镇卫生院原有的机构设置、行政隶属关系、功能定位,财政补偿政策和政府投入方式不变,继续享受公益一类事业单位财政补助待遇,财政补助资金不纳入医共体的收入分配,医共体内绩效分配实行县、乡、村统一核算,可向乡级适当倾斜。按照"派下去、选上来"和"凡晋必下、凡提必下、凡下必补"的原则,由县级医院安排骨干医生到乡镇卫生院指导或兼任学科带头人,开展坐诊、查房、巡诊和会诊,有计划地对乡镇医务人员安排免费进修和专业技术培训。二是外联"三甲"医院组建医联体,下沉省(市)优质资源到县级。坚持"送出去""请进来"相结合,县人民医院与福建省立医院、北京延庆区人民医院、解放军302医院、宁夏回族自治区人民医院、固原市人民医院分别组建医联体,县中医院与甘肃省中医药大学附属医院组建医联体,通过选派优秀人员到上级医联体医院进修学习和邀请医联体单位专家坐诊、业务查房、开展讲座、手术示教、远程诊疗等方式,提高彭阳医务人员服务能力和水平,切实解决县级医疗机构服务能力不足问题。先后邀请湖南省儿童医院、四川省双流区妇幼保健院领导和专家来彭阳调研指导、合作挂牌、签订帮扶协议,形成专科联盟,帮助提升彭阳县儿科、新生儿科及儿童保健的诊疗服务水平。三是通过"互联网+远程会诊平台"解决乡镇卫生院医疗卫生服务能力不足问题。依托彭阳县人民医院,建立县域远程心电诊断中心和远程影像诊断中心,各乡镇卫生院可实时将拍摄的 DR 或心电图传输到相应的远程诊断中心,为乡镇卫生院及社区卫生服务站提供及时、可靠的远程诊疗服务,让患者在乡镇卫生院就可享受县级医疗资源,实现了"常见病不出乡"目标。四是通过"互联网+远程医疗门诊"解决县级医疗机构服务能力不足问题。在县级3家医疗机构设立"互联网+远程门诊",通过互联网接入省级(含国家级)临床专家,长期免费为全县建档立卡贫困患者提供优质诊疗服务(并给予非建档立卡户3000个义诊名额),实现当地医生和互联网上专家联合诊治,患病群众既可以就近享受三甲医院专家的诊疗服务,又能在享受当地医保政策的同时,节省异地就医带来的非医疗支出,给群众就医带来了极大方便和实惠,初步实现"大病不出县"。目前,全县有762名本地疑难重症患者获得了省级专家的诊疗方案,县外转诊率较去年同期下降20%。

　　——家庭医生签约服务如何做实？

　　彭阳县应用"互联网＋"，创新家庭医生签约服务方式，做实做细签约服务工作，让群众真正感受到了签约服务的好处。一是探索建立"三级团队"服务模式。一级团队为家庭医生签约服务团队，是以县级医疗卫生机构、乡镇卫生院（社区卫生服务站）、村卫生室医务人员为主体组建，由 3 ~ 5 人组成，承担签约群众健康档案建立、预约就诊、转诊服务、健康教育、健康促进、预防接种、重大疾病等健康管理工作，全县共组建家庭医生签约服务团队 162 个。二级团队为家庭医生服务指导团队，主要由县级公立医院不同专业副高级以上职称人员组成，承担家庭医生签约服务团队的专业性指导和危重症患者绿色通道转诊，全县共成立内科、外科、妇产科、儿科、中医等不同领域专业家庭医生服务指导团队 6 个。三级团队为互联网医院和医联体专科专家团队，主要由好大夫在线线上三级医院不同专业的专科医生和县级公立医院医联体医院专家组成，承担为疑难重症患者提供准确诊断和治疗方案。二是应用"互联网＋"，做实签约服务。借助第三方信息平台，建立"互联网＋家庭医生服务平台"，签约居民通过手机 App，扫取该家庭医生签约服务团队的二维码，即可进入平台进行在线健康咨询、健康教育和疾病诊治。当签约居民遇到医疗健康问题时，可以通过服务平台首先向家庭医生服务团队（一级团队）随时发起咨询，团队内的医生分工协作，在线回复签约居民咨询，确保尽快获得医生的建议；当家庭医生签约服务团队无法解决签约居民的健康管理问题时，由县级服务指导团队（二级团队）专家联合会诊，制定合理的健康管理指导意见；当县级服务指导团队无法满足签约居民健康管理需求时，由互联网线上专科专家团队（三级团队），通过信息服务平台为疑难重症患者提供准确诊治方案，必要时指导患者转诊三甲医院。应用"互联网＋"将家庭医生签约服务团队、县级服务指导团队、医联体（互联网线上）专科专家团队"三级团队"共置一平台协同服务签约居民，提高了签约服务质量和效率,让居民足不出户就可享受优质医疗健康服务,实现了"小病不出村"目标。截至 2018 年 9 月 1 日,全县应签约户籍人口数 196615 人,已签约 119029 人,签约率为 60.5%;重点人群 109525 人,签约 87729 人,签约率为 80.1%;建档立卡户 61541 人,签约 61541 人,签约率为 100%。

——基层医务人员服务能力如何提升?

彭阳县针对医务人员紧缺、无法经常性外出参加学习培训的现状,借助第三方运营平台,为医务人员量身定制了"互联网 + 在线培训平台"。平台内设置了基层动态、课程学习、资料分享、直播课堂等多样化培训学习模块,涉及内科、外科、心血管科、急诊科、妇产科、骨科、神经科、肿瘤科、消化科、呼吸科 10 个基层学科专业,组织医务人员定期集中参加在线培训学习,医务人员也可通过碎片化时间自学,及时了解掌握专业领域前沿技术、最新知识,不断提升医务人员医技水平和服务能力。制定了医务人员在线教育培训学习管理办法,实行学分制管理,要求医务人员在规定时段内完成规定科目的学习任务,并将学习情况与年终考评、职称晋升相挂钩,促使医务人员主动提升。目前,全县医务人员在线培训实现全覆盖,参加培训人数 711 人。

——基层健康教育难题如何突破?

彭阳县创新思路,充分发挥"互联网 + 家庭医生服务平台"作用,根据当地群众患病特点和健康需求,每月通过平台定期向签约居民推送健康科普知识和健康扶贫政策,开展娱乐性参与式健康教育,在家庭医生服务平台上设置了有奖参阅答题,积够 50 分就可领取鸡蛋 1 枚,以此激发群众的积极性和参与度,使注册居民在愉悦体验中获得健康知识、接受健康教育,提高群众健康素养,用群众喜闻乐见的方式,解决群众最关心的健康问题,实现了"健康管理在家庭"

目标。截止 9 月 1 日,"互联网 + 家庭医生服务平台"注册 75507 人,占常住人口 38.32% ,基本实现每户有 1 位注册居民。2214 位居民咨询问题 2942 条,38647 位居民阅读健康科普文章 499737 篇次,答题 399808 篇次,领取鸡蛋 416373 枚。思路的创新让一颗"小鸡蛋"撬动了百姓的"大健康"。医疗卫生体制改革任重而道远。彭阳县在创新中找到了立足点、看到了曙光圈,创建"健康彭阳"还需要在自我完善、自我提升和自我发展中实现新的跨越。

医院建在"云端"上(节选)①

日前,国务院办公厅印发《关于促进"互联网+医疗健康"发展的意见》,明确支持"互联网+医疗健康"事业。尽管"互联网+"已经渗入医疗健康的各个领域,但互联网医院毕竟还是一个新生事物,仍有许多需要改进完善之处。如何利用互联网来改善看病就医流程?如何规范和促进互联网医院的发展?互联网医院如何为百姓带来更多获得感?

家庭医生网上签约

互联网+家庭医生服务推进了医疗模式转变,改善了群众对签约服务的体验

"抢鸡蛋了,抢鸡蛋了……"宁夏回族自治区彭阳县白阳镇陡坡村村民韩久骞告诉十几个围拢过来的邻居,他已经"抢"到 20 枚鸡蛋了!邻居们都很奇怪:在手机里怎么能抢到鸡蛋呢?

原来,这是该县为做实做细家庭医生签约服务而想出的"妙招"之一。参加电子签约的居民,刚一登录就可以得到 2 枚鸡蛋。平台里分享了许多健康类文章,每阅读 1 篇文章并答对 4 道题,就能积 50 分并兑换 1 枚鸡蛋。通过这种接地气的方式,群众参与积极性大大提升,签约居民和签约医生之间的信任度明显增强。

彭阳县实施"三级家庭医生团队签约服务"。一级团队由县乡村医务人员组成,一般有家庭医生、公共卫生医生、健康管理师等 3—5 人,主要负责提供基

---

① 原文载于《人民日报》2018 年 6 月 15 日,记者王君平。

本公共卫生和基本医疗服务。二级团队为县级专业指导团队,由县级公立医院不同专业副高职称以上的医生组建,主要负责提供专业性指导、危重症的绿色通道转诊。三级团队为互联网上专家团队,由网上三级医院不同专业的专科医生和县级公立医院医联体医院专家组成,主要负责为疑难重症患者提供准确诊疗和治疗方案。

中国宋庆龄基金会挂职彭阳县委常委、副县长史金龙说,群众的健康好比处于核心的蛋黄,家庭医生一级团队是紧贴蛋黄的蛋清,提供最直接、最贴心的服务;二级团队是覆盖蛋清的蛋膜,提供更专业、更精准的医疗服务;最外层的蛋壳是三级团队,为百姓健康提供最后一道坚固的安全屏障。

彭阳县古城镇卫生院院长姬志平介绍,"互联网＋家庭医生服务平台"大大提升了乡村两级卫生院(室)的影响力,门诊量迅速上升,老百姓的信任度和满意度也越来越高,基层医生真正发挥了健康守门人的作用。

"彭阳县属于国家级贫困县,贫困程度深,医疗基础差,区域医疗水平落差形成的势能将转化为地方政府积极推动信息化建设的动能。"史金龙说,通过"互联网＋",能够让医疗资源得到科学布局和有效下沉,机制的创新让一颗"小鸡蛋"撬动起老百姓的"大健康"。

尉建锋说,在互联网＋家庭医生签约服务上,提倡"不止于签,更重于约",家庭医生通过互联网管理自己签约的辖区居民,使用智能设备对重点人群进行居家监测和远程随访。大量慢病随访和呼入电话、消息由人工智能初筛、客服负责,家庭医生把时间和精力用在服务好重点人群上。

"互联网＋家庭医生服务推进了家庭医生服务模式的转变,改善了群众对签约服务的体验。"卢清君认为。

附录四　五色彭阳随笔①

五色彭阳之红色彭阳

红色彭阳,是革命火种永不熄灭的彭阳。

彭阳县地处宁夏东南,紧邻甘肃平凉,是陕甘宁革命根据地的重要组成部分。在这里,发展了固原境内第一个农民中共党员,建立了中共固北县委和县苏维埃政府,建立了中共固原工委和县委,革命的火种在这里播撒后就一直以最猛烈、最高昂的姿态燃烧于六盘山巅、茹河水畔。

1935 年 10 月,毛主席带领中国工农红军陕甘支队过境彭阳,在这里他指挥队伍全歼尾随追击之敌寇,一举翻越六盘山,看着红旗如火燎烧漫山遍野,不禁诗意满怀。10 月 7 日晚,毛泽东住进小岔沟张有仁家的窑洞,这是他平生第一次住土窑洞睡土炕;10 月 8 日,红军驻扎彭阳乔家渠,当地百姓热烈欢迎,8 日晚,毛泽东住在乔生魁家的院子里。12 月的一天,毛泽东写下了一首直至今天仍脍炙人口的《清平乐·六盘山》。"不到长城非好汉,屈指行程二万",铿锵有力地诠释了红军不怕牺牲、矢志革命、艰苦奋斗的"长征精神",反映出伟人敢于斗争、敢于胜利的革命大无畏气概和乐观主义精神。革命的火种就这样以富有诗意的方式撒在了彭阳,融进了彭阳老百姓的心里。

---

① 本随笔写于 2018 年。

1949 年 7 月 31 日,发生在彭阳的任山河战役打响了解放宁夏的第一枪,历经两昼夜,任山河战斗胜利结束,毙伤敌军 1450 名,俘虏 1345 名,解放军指战员牺牲 364 名。而今,在当年被炮火烧焦和烈士鲜血染红的战场,彭阳老百姓用遍布老茧的双手撕开岁月的无情,盖起任山河烈士陵园;高大的纪念碑是他们对烈士深深的崇敬和缅怀。青山有幸,掩埋忠骨;烈士有灵,精神不朽。

岁月如歌,唱出的是人们对革命的记忆和新时代改革的信心。光阴荏苒,我们要珍惜革命先烈用生命奋斗得来的美好生活。在今天,长征的艰苦历程,人们不必重复;但长征的精神,人们当永远牢记。

五色彭阳之绿色彭阳

绿色彭阳,是生态和谐、百姓宜居的彭阳。

1983 年,彭阳县建县之初,县域内沟壑纵横、山密林稀,全县森林覆盖率不足 3% ,一眼望去到处都是黄土裸露的大山深沟,加之十年九旱、水土流失等传统生态问题,自然环境和居住环境极为恶劣,严重阻碍了县域经济发展。

生态蕴涵文化,环境彰显文明。生态环境水平的高低,是衡量一个国家和地区社会文明程度的重要标志。只有站在生态建设的高基点上,才能谋求更大的跨越发展。为了彻底扭转彭阳县不利于经济发展的生态局面,从根本上改变彭阳面貌,建县的 35 年来,彭阳县历届政府始终坚持"生态立县"基本方针,秉持"一任接着一任干,一代接着一代干,一张蓝图绘到底"的实干精神,坚持不懈将建设山清水秀的生态文明县作为中心工作。

林业是生态建设的"先行官",是环境保护的"御林军"。35 年间,历届彭阳县委、县政府坚持山上造林与城镇造林并重、造林绿化与休林保护并重,在充分鼓励城乡居民自主造林的同时,积极围绕林业生态提质增效这条主线,抓好林业生态扶贫和生态景观旅游两个重点,实施林业生态建设、林业产业扶贫和生态旅游景观提升三大工程。彭阳人充分发扬不畏艰难、吃苦耐劳的精神,坚持改土治水,植树造林。经过多年的努力,彭阳县的森林覆盖率由最初的不足3%提升至目前的27.5%,初步实现了山变绿、水变清、地变平、人变富的生态发展目标。彭阳人的奋斗不仅改变了彭阳的生态面貌、经济面貌,他们的成绩和生态发展模式还得到各界的认可,先后荣获"全国造林绿化先进县""全国经济林建设先进县"等多项称号。

在与自然相处,建设生态文明县的过程中,彭阳人逐渐树立了尊重自然、顺应自然、保护自然的生态文明理念,把生态文明建设放在全县发展的突出地位,融入经济建设、政治建设、文化建设、社会建设各方面和全过程,奋力建设美丽彭阳、魅力彭阳。

绿水青山就是金山银山。彭阳人凭借着勇于探索、团结务实、锲而不舍、艰苦创业的精神,一任接着一任干,一代干给一代看,一张蓝图绘到底,打造出生态和谐、百姓宜居的美丽城市。

五色彭阳之蓝色彭阳

蓝色彭阳,是全面发展、共享共赢的彭阳。

从1983年建县至今,彭阳经历了经济社会领域众多的从无到有、从有到优的发展过程,整体实力在这期间实现了前所未有的大发展。然而,区域发展从来都不只是一个点的突破,而是综合的、全面的、可持续的发展。

作为国家级贫困县,彭阳的发展走的是一条内涵式发展道路,"点点滴滴"的工作意识、"扎扎实实"的工作作风、"默默无闻"的工作心态、"久久为功"的工作韧劲,这些都是彭阳发挥地方优势、打造品牌价值、实现共享共赢的"蓝海战略"的内在精神和发展源泉。

蓝色,代表着生机与活力。在建设新彭阳的道路上,一代代彭阳人俯下身去,"面朝黄土背朝天",一干就是 35 年的夙兴夜寐,包括一位位"外地的彭阳人"和"彭阳的外地人"都在这片土地上洒下汗水智慧、留下岁月人生。艰苦卓绝的努力铸造彭阳发展的动力,彭阳县政治、经济、文化、社会、生态领域的全方位发展,为打赢脱贫攻坚战、决胜全面建成小康社会打下坚实的基础。

"幸福都是奋斗出来的。"这来之不易的幸福终将融入彭阳的每家每户,浸润每一个彭阳百姓的心田。

五色彭阳之紫色彭阳

紫色彭阳,是温馨浪漫、诗意盎然的彭阳。

时至春夏之交,彭阳万木回春、百花争艳,一派浪漫风光! 这里是花的海洋、树的世界,是游客流连不归的世外桃源。这里有着孟姜女哭断长城的千古绝唱,是爱情矢志不渝的誓言地。

一年之计在于春。趁着岁月静好,趁着春光烂漫,赴一场沁人心脾的春之约……彭阳人在祖祖辈辈修葺的梯田上栽满桃红柳绿,用十里锦绣装扮古老的土地,迎接远道而来的宾客。

这里开满了山杏花,花飘落于地,就像是仙女散花,优游其间,如同走进花的海洋。在这里,你可以携最爱之人同游,品一品彭阳老酒,趁着醉意未浓还淡之时,执子之手,漫步在花树纵横、落英缤纷之间,体验一把古人"醉眼芳树下,半被落花埋"的浪漫,用弥漫云天的花香点缀爱情的誓言。你也可以携至亲同游,行走于"天高云淡,望断南飞雁"的六盘山间,听朔风凛冽,看云海翻涌,任茹河水静谧地淌过千沟万壑,仿佛自己与亲人都融进了山间、融入了水中,好不惬意。世界很大,彭阳很美。在这里,你可以用自己的方式定义浪漫,更可以浪漫地放飞身心,无拘无束,遨游于广阔天地。

花树芬芳的季节,这里的时间都像是静止在了人生最美好的青春里,做着温馨的梦。徜徉在时光的庭院,静静地坐在一簇盛放的花丛中,每一片姹紫嫣红的花瓣,拥着花蕊,含着深情的思念。千万朵花开里,所钟爱的,仍然是简静的守望中那些诗意的过往。

这就是彭阳,一个充满诗意、浪漫、温馨的人间天堂。

彭阳,你不要来……因为你会爱上她!

五色彭阳之金色彭阳

金色彭阳,是春华秋实、硕果丰收的彭阳。

作为国家级贫困县,历经 35 年的长期奋斗,彭阳的经济社会生活发生了翻天覆地的变化。

在中国特色社会主义建设进入新时代的历史阶段,彭阳人满怀信心与热情,用汗水浇灌着黄土,用脚步丈量着大地,立志以坚持不懈的奋斗和“不到长城非好汉”的韧劲,培育扶贫产业,补齐基础短板,激发内生动力,务实地谋划,扎实地推进,用最优质的发展成效真正摘掉“贫困”这顶旧帽子,以全新的面貌迎接全面小康,迎接中华民族的伟大复兴。脱贫攻坚是勤劳的彭阳人终将胜利的一场战役。

“雄关漫道真如铁,而今迈步从头越。”彭阳人历尽沧桑、进取开拓,终见天高云淡、月朗风清,金色的喜悦挂满眉梢,直教人不禁感慨——“幸福都是奋斗出来的”!

在彭阳,没有等来的幸福安逸,只有奋斗而来的美满人生!

后　记

　　时光荏苒,如白驹过隙。自 2014 年 9 月入学西安交通大学在职攻读博士学位,迄今已是第十个春秋。回顾这段学术旅程,不仅是个人学术追求的启航之旅,更是致力于将理论与实践紧密结合、切实解决实际问题的探索之旅。

　　2016 年 12 月,带着中国宋庆龄基金会的信任与期望,我第一次踏上宁夏南部山区的彭阳县这片热土——这个曾经因为“苦瘠甲天下”而被联合国确定为最不适合人类生存的“西海固”地区。然而,正是这片土地,激发了我将地方实践与学术研究深度融合的决心。

　　在彭阳挂职工作期间,我亲眼目睹了基层医疗卫生体系所面临的问题与挑战,深切体会到山区人民“就医难、买药贵、保健弱”的困境与无奈,深刻感受到基层百姓对优质医疗服务的需求与期盼。为了破解这一难题,经过深入调研与反复研究,2017 年我和同志们共同提出并构建了“以全民健康信息化建设为引领,以‘县乡村医疗卫生资源一体化管理、家庭医生签约服务有效落地、基层医务人员能力提升’为‘三驾马车’驱动县域综合医改”的“彭阳模式”,这种早期的“县域医共体”探索实现了县域医疗资源的科学布局和有效下沉,推动了医疗模式的转变,改善了群众对医疗服务的体验。通过引入三家知名互联网企业为彭阳捐赠的总价值超过三千万元的“互联网＋医疗健康”六个系统平台,让信息互通、资源共享成为可能,让基本医疗卫生服务和基本公共卫生服务得到延伸,让“小病不出村、常见病不出乡、大病不出县、健康教育在家庭”的愿景逐步变为现实,基层医生真正成为人民群众的"健康守门人"。同时,老百姓的健康意识及健康素养得到全面提升,健康教育的主动性进一步增强,群众与家庭医生的信任度也显著提高,"在线答题得积分换鸡蛋"的机制创新,更是让一颗"小鸡蛋"撬动起老百姓的"大健康"。

然而这段经历也让我深刻认识到,现有研究虽然从宏观制度供给层面对县域医共体的制度优势和发展成效进行了深入分析与讨论,但缺乏对微观层面医疗服务效果的关注与论证。这种宏观与微观的脱节,导致我们无法全面把握当前居民对县域医疗卫生服务的现实需求和县域医共体所提供的医疗服务的供需匹配情况。通过对比宏观的医疗服务指标变化情况与微观的医疗服务效果评价结果可以发现,宏观制度层面的医共体建设成效明显,而微观层面的医疗服务效果还有待提升。这种差异既表明当前我国医共体建设还处于增量发展阶段,需要在增加资源投入、加大基础设施建设、提高医疗服务供给能力的同时提升医疗服务效果和居民获得感;也启示我们医疗服务的实践工作要更加关注人民群众现实的医疗服务需求和医疗服务实际利用情况,对医共体建设成效的考察要综合宏观和微观的"双重"评价指标,进一步落实"以人民为中心"的发展思想。

推进县域医共体建设是贯彻落实健康中国战略,促进我国医疗卫生事业高质量发展的重要举措。推动彭阳县域医共体建设的工作过程也为我积累了丰富的实践经验和研究资料。因此,我的博士论文研究决定从基层工作实践中选择与国计民生息息相关的实际问题作为切入点。彭阳挂职工作结束后,2019年4月起,虽然先后在宁夏大学、宁夏医科大学、宁夏地质局任职,但我依然持续关注彭阳县基层医疗卫生发展,通过收集整理2017—2022年连续六年的各级医疗机构统计数据,对相关政府单位负责人、不同层级医疗机构的负责人和医务人员、城乡居民的半结构化访谈资料和基于个人微观视角的问卷调查资料,最终从彭阳县域医共体建设的工作实践中提出了"双协同"分析框架这一学理性研究创新,系统分析研究县域医共体协同治理对医疗服务效果的影响并提出对策建议。通过工作实践和学术研究的融合,最终完成了博士论文的撰写,也是本书呈现的雏形。

这一研究成果不仅有利于弥补当前学术研究的不足,为完善县域医共体的相关政策提供决策支持,更是我对彭阳那段难忘岁月的回馈与致敬。

回首这段旅程,我深感荣幸能够参与到县域医共体建设的具体实践中。在彭阳两年多的时间里,看到了彭阳日新月异的变化,看到了干部职工只争朝夕的作风,看到了人民群众日渐富足的生活。彭阳的夜晚不再是漆黑一片,悦龙山办公楼群的霓虹闪耀,南环路两侧的色彩斑斓,茹河体育公园的川流不息,雷河滩广场的人声鼎沸……彭阳的夜"亮"起来了,人民的生活"好"起来了。

彭阳县人民群众勤劳朴实、热情善良、百折不挠的优良品质,值得我永远学习;与共同奋战在医疗卫生改革与扶贫一线的同志们朝夕相处、坦诚相待、同舟共济结下的深厚友谊,我将永远铭记。这段工作经历也让我在结束挂职之后,义无反顾地选择留在了宁夏。回首过往,这十年边工作边求学的过程,不仅磨砺了我的意志,丰富了我的知识,更让我收获了珍贵的友情、浓郁的亲情和深厚的师生情谊,我深知一切成绩的取得都离不开导师、家人、同学、同事和朋友们的支持与帮助。

首先,我要感谢我的导师边燕杰教授和王立剑教授。社会发展与管理专业是社会学和管理学的交叉学科,作为社会发展与管理专业的学生,在我攻读博士学位期间,两位导师给予了我耐心细致的教导和科学专业的指导。从论文选题到研究方法,再到论文撰写和完善,每一个细节无不凝聚着导师的心血和智慧。两位导师严谨的治学精神、务实的治学态度、深厚的学术造诣和广博的知识储备,为我树立了学术研究的典范。今年,边燕杰教授毅然放弃美国明尼苏达大学终身教授,全职回到西安交通大学任教,并获得西安交大文科资深教授。他们不仅在学术上给予我深刻启迪,更是在个人成长、事业发展、生活细节等方面给予我宝贵的建议和关心,使我受益匪浅、温馨难忘。

其次,我要感谢我的爱人和儿子。在这十年里,他们默默地支持着我的每一个决定,无论是工作上的挑战还是学业上的压力,他们总是给予我最大的鼓励与理解。他们用无私的爱和殷切的期望,支撑着我前行的每一步。多年来,每晚一家三口的视频通话、互道晚安,总是能够带给我无尽的温情和愉悦,使我在疲惫时也能够找到温暖的港湾。近八年的异地工作,更让我感受到家人支持的重要性,他们的理解和鼓励让我面对困境时依然坚定前行。

再次,我要感谢我的同学、同事和朋友们。他们在学术研究和工作实践中与我密切协作配合,给予了我许多宝贵的建议和帮助。无论是共同探讨学术问题,还是在工作实践中相互支持,同学、同事和朋友们的陪伴和鼓励使我的求学之路变得更加丰富和充实。在我遇到困难时,他们总是毫不犹豫地伸出援手,与我共同克服一个又一个难关。尤其是在彭阳县分管医疗卫生工作期间,在三家互联网企业的无私援助下,通过与当地同事的密切合作和共同努力,不仅让全县医疗卫生事业得到全面提升,为国家制定基层医疗卫生政策提供参考,也为我的学术研究提供了大量宝贵的第一手资料,使我的论文及本书能够更好地结合实际,实现较好的理论价值和应用价值。

最后,我还要感谢中国宋庆龄基金会、彭阳县、宁夏大学、宁夏医科大学、宁夏地质局各级领导对我的信任与鼓励,感谢彭阳干部群众对我的支持与厚爱,感谢西安交通大学出版社李晶老师、赵文娟老师专业、严谨的职业素养,感谢这十年岁月给我一生的影响与鞭策。这将是我人生中最值得珍视、留恋、回忆的经历!

习近平总书记强调,要"从国情出发,从中国实践中来、到中国实践中去,把论文写在祖国大地上"。博士阶段的学习经历不仅提升了我的学术水平,更坚定了我追求知识、不断进取、勇于实践的信念。"饮水思源"是百年交大的光辉传统,也是交大人精勤求学、忠恕任事的思想根脉和动力源泉。我将以博士毕业作为新的起点,继续致力于将学术研究与实践探索相结合,以更加饱满的热情和坚定的信念,在工作岗位上恪尽职守、夙夜在公,进一步弘扬西安交大的"西迁精神",以实际行动为谱写好中国式现代化建设的"宁夏篇章"贡献自己的一份绵薄之力。

此时,忽然想起 2016 年 12 月 5 日清晨,我第一次从北京出发到宁夏彭阳,开启挂职工作经历时写下的一段话:

"有时候,

追逐的不一定是梦想,

更是一种现实。

心,是静的,无畏风雨;

人,是真的,向心而行。

这是一段新的历程,

更是一段新的征程。

为了一份价值与承诺,

为了一种责任与执着,

选择了,

出发!"